孕产营养顾问何其勤

# 孕期营养一天一读

何其勤　主编

中国轻工业出版社

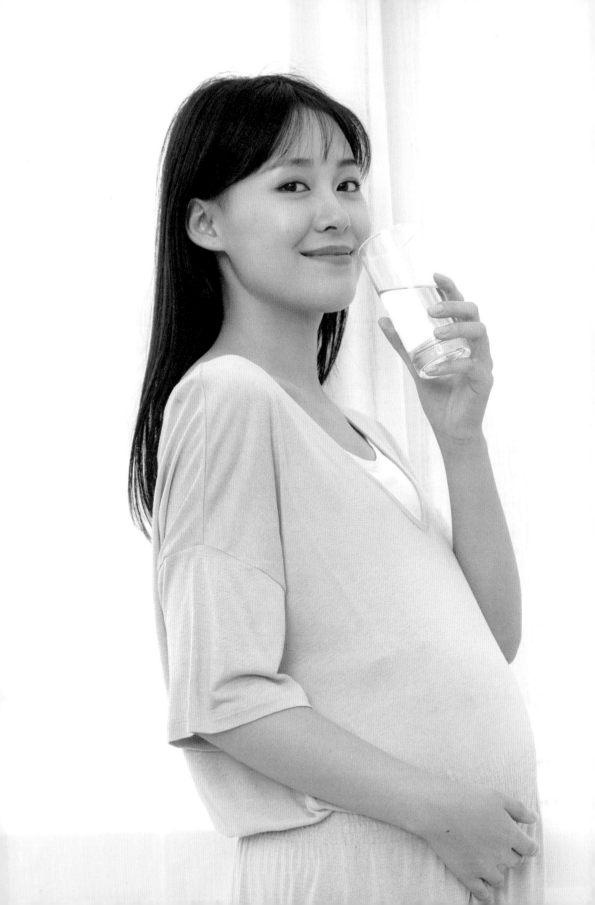

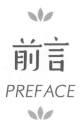

# 前言
## PREFACE

怀胎十月，"吃"是大事。

只有吃得好、吃得科学，才能孕育出健康聪明的宝宝。

翻开这本书，一天一读，孕期 280 天的营养管理变得轻松又简单。

如何补充叶酸？

如何吃才能避免孕期贫血？

要想宝宝聪明、身体壮，该如何进补？

怎样才能做到科学管理孕期体重？

……

这些孕妈妈最关心的问题，本书都将一一给出答案。

书中按照时间顺序，将每个月孕妈妈所要补充的必需营养素条理分明地列出，并给出相应菜谱。另外，还给出了许多孕期营养宜忌，让妈妈吃得健康、吃得安心。

除此之外，本书特别给出孕期体重管理建议，不仅能让胎宝宝发育得聪明健康，孕妈妈也不会产生体重超标的困扰。跟随这些建议与指导，可以真正实现"长胎不长肉""健康又美丽"的孕期愿望。

# 目录
## Contents

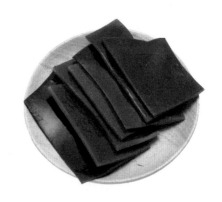

# 孕 **2** 月（第 5~8 周）

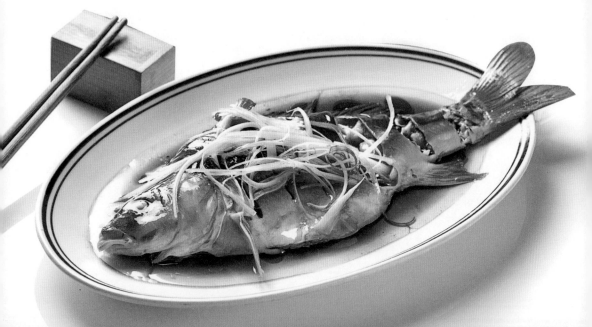

# 孕3月

## 孕3月（第9~12周）

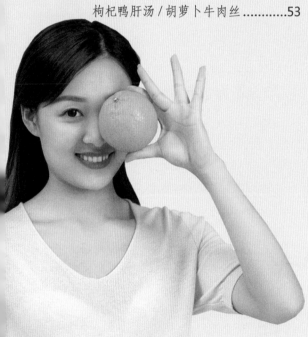

# 孕 **4** 月（第 13 ~ 16 周）

# 孕 **5** 月（第 17 ~ 20 周）

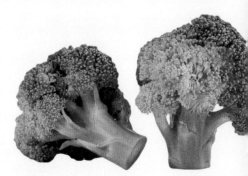

# 孕 **6** 月（第 21 ~ 24 周）

# 孕 **7** 月(第25~28周)

# 孕8月（第29～32周）

# 孕9月（第33～36周）

## 孕 10 月（第 37～40 周）

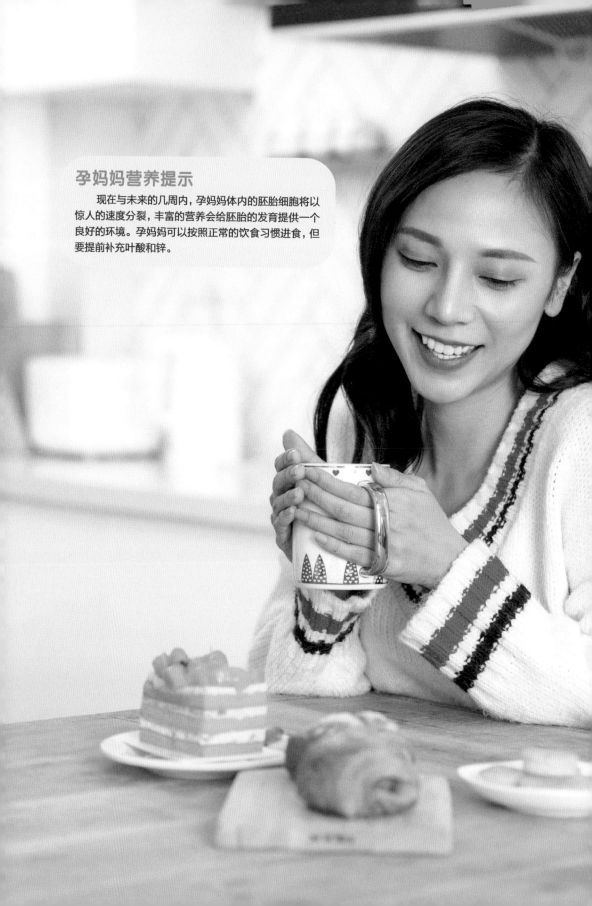

## 孕妈妈营养提示

　　现在与未来的几周内，孕妈妈体内的胚胎细胞将以惊人的速度分裂，丰富的营养会给胚胎的发育提供一个良好的环境。孕妈妈可以按照正常的饮食习惯进食，但要提前补充叶酸和锌。

# 孕1月（第1~4周）

## 胎宝宝成长发育

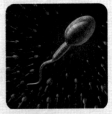

### 第1周

本周的胎宝宝还处在真正的"史前状态"，它分别以精子、卵子的形态，存在于夫妻双方的身体里，等待着相遇。

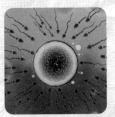

### 第2周

此时的卵子已经从卵巢排出，正等待着那个最努力的精子，冲破重重障碍，与卵子结合形成受精卵。生命的历程，由此开始。

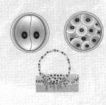

### 第3周

本周受精卵已经着床，胎宝宝在这个阶段还叫作胚芽，它是由几百个正在迅速分裂的细胞组成的小球。

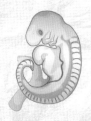

### 第4周

到了本周末，胎盘开始逐渐发育，羊水围绕并保护着胚芽，卵黄囊产生的血液滋养着它。

在卵子受精后1周，受精卵不断地分裂，其中的一部分形成大脑，另一部分则形成神经组织。在怀孕十个月之内，胎宝宝从小小的受精卵，会变为重量3千克以上，长约50厘米的新生儿。

# 孕1月关键营养素

孕1月是胎宝宝器官形成的重要时期，也是神经管发育的关键时期。因此，这个时期的孕妈妈要特别注意补充叶酸、蛋白质和锌。

## 叶酸

叶酸对胎宝宝的神经管发育至关重要，适量摄入叶酸可以预防孕妈妈贫血、减少胎宝宝神经管畸形的概率。孕妈妈的叶酸需求量在每日 400 微克左右，如果身体情况特殊，要根据医生的指导改变剂量。叶酸片应补充到怀孕后三个月。

 **食物来源** 菜花、菠菜、油菜和芦笋等绿色蔬菜，豆类、动物肝脏、鱼、蛋、苹果等

**推荐食谱** 菠菜鸡蛋汤/p17、香菇油菜/p17

红豆富含叶酸，是孕妈妈的理想食物。

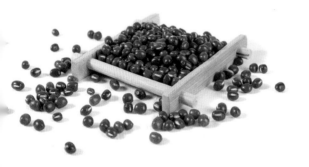

## 锌

充足的锌对胎宝宝器官的早期发育至关重要，而且补充锌也有助于孕妈妈预防流产及早产、增强人体免疫力，对于食欲不振的孕妈妈来说，还可以改善食欲。

 **食物来源** 鸡肉、鱼肉、牡蛎、动物肝脏、蛋黄、奶制品、豆制品、南瓜、茄子、香蕉等

 **推荐食谱** 南瓜银耳羹/p21、蒸牡蛎/p19

## 蛋白质

蛋白质是构成人体组织的重要物质，对胎宝宝的发育、孕妈妈的健康都有着重要作用。蛋白质缺乏会影响胎宝宝中枢神经系统的发育和功能，影响脑组织细胞的数量。因此，这个时候的孕妈妈要保证优质蛋白质的充分摄入，每天的摄取量应以 65~80 克为宜。

 **食物来源** 鱼类、蛋类、乳类、肉类等

**推荐食谱** 青菜蛋羹/p25、糖醋排骨/p25

备孕期夫妇双方调整饮食，净化自身内环境

| 1 | 2 | 3 | 4 | 5 | 6 | 7 | 8 | 9 | 10 | 11 | 12 | 13 | 14 | 15 | 16 | 17 | 18 | 19 |
|---|---|---|---|---|---|---|---|---|----|----|----|----|----|----|----|----|----|----|
| 孕1月 | | | | 孕2月 | | | | 孕3月 | | | | 孕4月 | | | | 孕5月 | | |

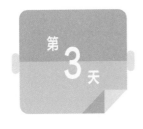

第 **3** 天

# 暖宫驱寒，提高孕力

许多女性平日手脚冰凉，有宫寒的征兆，而寒性体质可以通过饮食等方式进行调节。

## 远离生冷食物

女性不宜贪凉，即便是炎热的夏季也不要食用过于寒凉的食物。准备怀孕前吃的食物应以温热为主，从冰箱中拿出来的水果要放一会儿再吃。

## 多吃红枣、枸杞子温补

女性如果有宫寒的现象，可以多吃一些温补的食物，如红枣、枸杞子等，用它们一起煲汤是不错的选择。红枣性温，药食同源，可养血补气，每天3颗，枸杞子一小把即可。

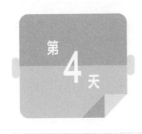

第 **4** 天

# 补血养气，远离贫血

女性特殊的生理特征，导致更容易出现缺铁性贫血。另外，怀上宝宝后更要注意补铁，以预防妊娠期贫血，避免带来健康风险。

## 补铁就是补气补血

多食用菠菜、蛋黄、黄豆、猪肝、海带、瘦肉、鸡蛋、乌鸡、芝麻酱等富含铁元素的食物，有助于孕妈妈补充气血，提高孕力。

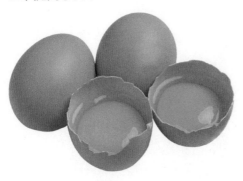

## 乌鸡汤

**原料：** 乌鸡 1 只，山药 200 克，枸杞子、红枣、陈皮、生姜、盐各适量。

**做法：**

1. 乌鸡收拾干净，斩块，焯水备用。

2. 生姜切片，山药、枸杞子、陈皮、红枣分别洗净。

3. 将全部食材放入砂锅内，大火煮沸后转小火煮 2 小时。

4. 出锅前加盐调味即可。

# 第5/6天

# 叶酸并非补得越多越好

孕早期，如果孕妈妈缺乏叶酸，容易引起胎宝宝神经管畸形及其他先天性畸形。但叶酸摄入也不是越多越好，过量的叶酸同样会产生不良影响。

## 补充叶酸要适量

临床显示，孕妈妈对叶酸的日摄入量可耐受上限为1000微克，每天摄入400微克的叶酸，对预防神经管畸形和其他生理缺陷非常有效。

孕妈妈可以按照医嘱口服叶酸片来保证每日所需的叶酸，也可以多吃些富含叶酸的食物：

1. 绿色蔬菜：莴笋、菠菜、番茄、胡萝卜、青菜、龙须菜、菜花、油菜、小白菜、扁豆、蘑菇等。

2. 新鲜水果：橘子、草莓、樱桃、香蕉、柠檬、桃子、李、杏、杨梅、海棠、酸枣、山楂、石榴、葡萄、猕猴桃、梨等。

3. 动物肉及蛋类：如猪肝、鸡肉、牛肉、羊肉、鸡蛋等。

4. 豆类、坚果类：豆制品、核桃、腰果、板栗、杏仁、松子仁等。

5. 谷物类：大麦、米糠、小麦胚芽、糙米等。

需要注意的是，过多补充叶酸，会影响人体对锌的吸收，可能导致缺锌，使得胎宝宝发育迟缓。所以，补充叶酸要适量。如果体内锌元素不足，还要听从医生的指导，及时补充锌剂。

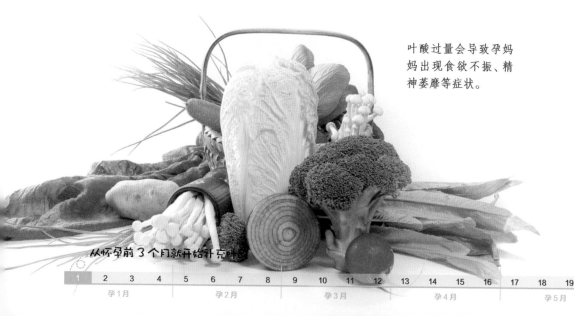

叶酸过量会导致孕妈妈出现食欲不振、精神萎靡等症状。

从怀孕前3个月就开始补充叶酸

| 1 | 2 | 3 | 4 | 5 | 6 | 7 | 8 | 9 | 10 | 11 | 12 | 13 | 14 | 15 | 16 | 17 | 18 | 19 |
|---|---|---|---|---|---|---|---|---|----|----|----|----|----|----|----|----|----|----|
| 孕1月 | | | | 孕2月 | | | | 孕3月 | | | | 孕4月 | | | | 孕5月 | | |

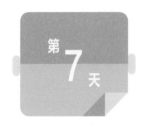

第 **7** 天

# 补充叶酸的食谱推荐

补充叶酸是这一时期孕妈妈的必修课，多吃富含叶酸的食物，如菠菜、油菜等绿叶蔬菜以及动物肝脏，有益胎宝宝神经系统和大脑的发育。

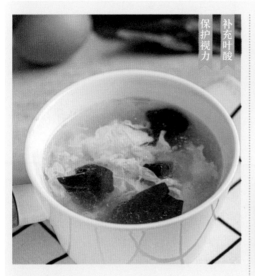

保护视力 补充叶酸

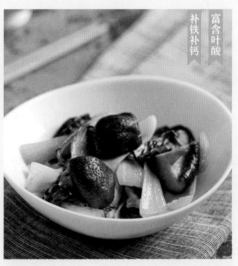

补铁补钙 富含叶酸

## 菠菜鸡蛋汤

**原料：**菠菜 200 克，鸡蛋 1 个，高汤、香油、盐各适量。

**做法：**

1. 菠菜洗净，切段；鸡蛋打散成蛋液。

2. 锅中热水烧开，把菠菜焯 1 分钟，捞出。

3. 锅中倒入高汤，把焯好的菠菜段倒入，烧开。

4. 把鸡蛋液慢慢倒入锅内，煮开后，加入香油、盐调味即可。

## 香菇油菜

**原料：**油菜 200 克，鲜香菇 5 个，酱油、葱段、姜末、盐各适量。

**做法：**

1. 香菇去蒂、洗净，切成片；油菜洗净，切段。

2. 锅内放油烧热，倒入葱段、姜末炒出香味，放入香菇快速翻炒后，加水、酱油焖 3 分钟。

3. 放入油菜，炒至断生，出锅前加盐炒匀即可。

## 第 **8** 9 天

# 养"精"蓄锐怎么吃

夫妻双方的身体状态，共同决定着受精卵的质量。丈夫在备育时期同样要注重营养的摄入，同时远离烟酒、按时作息，为宝宝的到来创造良好的身体条件。

### 丈夫宜与妻子同补叶酸

很多人认为补充叶酸只是妻子一个人的事儿，其实科学表明，男性在备育期间补充叶酸也很重要。

男性多吃富含叶酸的食物可降低染色体异常的精子所占的比例。有研究表明，每天摄入充足叶酸的男性，其染色体异常的精子明显少于叶酸摄入量低的男性。

形成精子的周期长达 3 个月，所以备育男性和备孕女性一样，也要提前 3 个月进行营养补充，可每天补充 400 微克叶酸。

### 坚持戒烟戒酒

研究表明，吸烟男性的正常精子数量比不吸烟者的少，且精子畸变率更高。吸烟的时间越长，畸形精子越多，精子活力越低。大部分吸烟者阴茎血液循环不良，阴茎勃起速度减慢。

如果过量或长期饮酒，会加速体内睾酮的分解，导致男性血液中睾酮水平降低，诱发性欲减退、精子畸形和阳痿等症状。另外，酒精会对受精卵造成严重的不良影响，酒后受孕可导致受精卵不健全，造成胎宝宝发育迟缓。所以远离烟酒，是准爸爸备育期的必修功课。

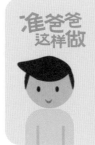

**准爸爸 这样做**

目前到了备孕的最后时期，丈夫除了帮助妻子合理摄入锌、维生素 E 等营养素，还要监督妻子在身体能接受的范围内进行有规律的运动，保持身体活力。

樱桃、桃子、苹果等新鲜水果要轮换着吃

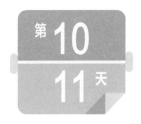

第 **10** / **11** 天

# 巧补营养，提高"精"力

精子的质量关系到妻子能否成功怀孕和胎宝宝的健康，因此备育男性责任重大，培育出强壮而有活力的精子是孕育出健康胎宝宝的重要前提。

## 提高精子活力的营养素

### 维生素 E

维生素 E 能促进性激素分泌，增强男性精子的活力，提高精子的数量。因此，男性要适量摄入富含维生素 E 的食物，如蛋类、奶类、瘦肉、坚果、黄豆、小麦胚芽、甘薯、山药、黄花菜、圆白菜、菜花、猕猴桃以及用芝麻、玉米、橄榄、花生、山茶等原料压榨的植物油。

### 精氨酸

精氨酸能增强精子的活力，还有助于增加精子的数量。男性可以多吃富含精氨酸的食物，如鸡蛋、黄豆、牛奶、瘦肉以及海产品，如海参、墨鱼、鳝鱼等。另外，花生、芝麻、核桃、冻豆腐等食物中，也含有较多精氨酸。

### 锌

缺锌会导致精子数量减少、精子活力降低。备育男性应该多吃富含锌的食物，比如牡蛎、牛肉、鸡肉、鸡肝、花生等。

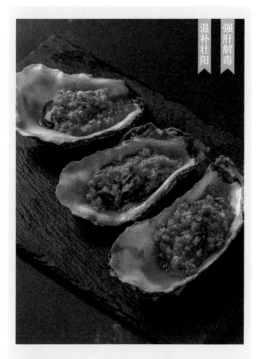

温补壮阳 强肝解毒

蒸牡蛎

原料：牡蛎 8 个，姜、葱、酱油各适量。

做法：

1. 把牡蛎壳刷干净，撬开；姜、葱切末。

2. 牡蛎放入蒸锅中，大火蒸 12 分钟。

3. 将酱油、姜末、葱末搅拌成汁，淋在牡蛎肉上即可。

| 22 | 23 | 24 | 25 | 26 | 27 | 28 | 29 | 30 | 31 | 32 | 33 | 34 | 35 | 36 | 37 | 38 | 39 | 40 |
| --- | --- | --- | --- | --- | --- | --- | --- | --- | --- | --- | --- | --- | --- | --- | --- | --- | --- | --- |

孕6月　　　　　孕7月　　　　　孕8月　　　　　孕9月　　　　　孕10月

# 第 **12** / **13** 天

# 孕前排毒，调理体内环境

很多夫妻在准备怀孕的时候都知道要适当增加营养，在饮食上特别下功夫，但是有一点却往往被忽略，那就是给身体排毒。

## 排毒宜吃的食物

### 魔芋

魔芋富含膳食纤维，能加速新陈代谢，并且魔芋中富含的胶质可以与胃肠内的废物结合，排出体外，起到清洁体内环境的作用。魔芋还是热量和脂肪含量极低的食物，吃后不易长胖。

### 豆芽

豆芽中含有多种维生素，可减少体内的致畸物质，同时具有促进性激素生成的作用。

### 海藻类食物

对于从事与放射性物质相关工作的人群，紫菜、海带、裙带菜等海藻类食物中所含的胶质，可以促使体内的放射性物质随着新陈代谢排出，有助于减少放射性疾病发生的概率，有利于优生优育。

### 动物血

鸡、鸭、鹅、猪等动物血液中含有丰富的血红蛋白，这些血红蛋白被人体内的胃液分解之后，可以和侵入人体的烟尘和重金属发生反应，提高淋巴细胞的吞噬功能，不但有助于排出体内毒素，还能补血。

### 木耳

木耳是常见的、具有较强排毒能力的食物，其中所含的胶质可以将残留在消化系统中的杂质和灰尘排出体外，起到清肠的作用。夫妻二人每周应吃2次木耳，但应该注意的是，有出血性疾病、腹泻的人应少食或不食。

### 新鲜果蔬

新鲜果蔬中含有生物活性物质，可以减轻亚硝酸胺对人体的危害，有利于维持体内电解质平衡。

每周吃一次海带汤，可促进孕妈妈体内放射性物质排出。

最强壮的精子与卵子结合，形成受精卵

# 排毒美食轻松做

南瓜富含果胶，能吸附消化系统内的有害物质；银耳能起到保肝护肝的作用；柑橘中含有多种抗病毒成分，能够加快身体毒素的新陈代谢与分解。

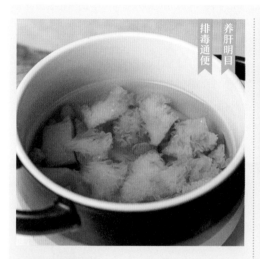

排毒通便　养肝明目

## 南瓜银耳羹

原料：南瓜250克，银耳15克，枸杞子、冰糖各适量。

做法：

1. 银耳提前用水泡发，剪去蒂部，把泡发好的银耳撕碎。

2. 南瓜削皮，切丁；枸杞子冲洗干净。

3. 锅中放进银耳、南瓜丁，加入适量清水，大火煮开后，转小火煮20分钟。

4. 再加入枸杞子和冰糖，小火煮10分钟即可。

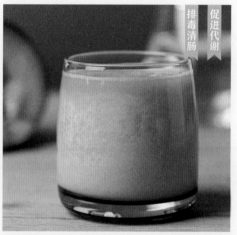

排毒清肠　促进代谢

## 柑橘南瓜汁

原料：南瓜150克，杏干10克，柑橘1个，酸奶适量。

做法：

1. 南瓜切块、去皮，用微波炉加热。

2. 柑橘去皮、去子，榨汁。

3. 杏干切碎，连同南瓜块放到料理机中搅拌，混匀。

4. 在杏干南瓜汁中加入榨好的柑橘汁及酸奶，调和均匀即可。

| 22 | 23 | 24 | 25 | 26 | 27 | 28 | 29 | 30 | 31 | 32 | 33 | 34 | 35 | 36 | 37 | 38 | 39 | 40 |
|----|----|----|----|----|----|----|----|----|----|----|----|----|----|----|----|----|----|----|

孕6月　　孕7月　　孕8月　　孕9月　　孕10月

## 第3周

### 第 15 16 天

# 按照"三餐两点"进食

孕早期，孕妈妈只要注意营养全面、搭配合理、规律饮食就可以了。要广泛适量地摄取多种食物，少食多餐，每天三餐之间可补充两次点心，清淡饮食。

### 加餐丰富，少而精

孕妈妈应养成良好的饮食习惯，在怀孕之后，最好能坚持"三餐两点"的饮食原则，即三餐之间安排两次加餐，进食一些点心、饮料（如牛奶、酸奶、鲜榨果汁等）、蔬菜和水果等。

早、中、晚这三次正餐应当占全天总热量的90%，大部分营养素的摄入，应当在三餐中安排进去，特别是优质蛋白质、脂肪、碳水化合物这三大营养物质。

加餐一般占全天总热量的10%，可以吃点核桃、花生、瓜子等坚果，或100克左右的苹果、桃子、香蕉等水果，加1份酸奶。

注意饮食清淡，不要吃油腻和辛辣的食物，多吃易于消化、吸收的食物。每天清晨宜空腹喝1杯白开水。

孕妈妈的饮食习惯会影响胎宝宝的营养摄取，所以，孕期饮食一定要上心，一日三餐要变化着来、有选择地吃。三餐之间变化着添加些辅助饮食，这样才能给胎宝宝提供相对全面的营养。

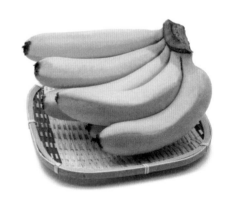

### 准爸爸 这样做

孕早期，孕妈妈需要注意营养的均衡。准爸爸要提醒妻子按时就餐，养成规律的饮食习惯，避免让妻子食用刺激性食物，保持口味清淡，为后续的孕育之旅铺垫良好基础。

孕妈妈的消化速度将放慢，以保证小家伙的吸收

# 第 17 18 天　了解体重指数，合理增重

孕期体重的增加是有规律的，增加过多或者过少都会直接影响孕妈妈及胎宝宝的健康状况。我们通常利用体重指数来进行衡量。

## 体重指数 BMI 的计算方法

孕妈妈首先要知道自己的孕前体重，并据此计算出 BMI 值。

体重指数 $BMI = 体重（千克）\div 身高（米）^2$

比如，孕妈妈的身高是 1.60 米，体重是 50 千克，那么她的体重指数是：$50 \div 1.6^2 \approx 20$，体重指数在 18.5~23.9 为正常范围值。因此，这位孕妈妈的体重正常。

## 孕早期体重增长（0~12 周）

孕早期，孕妈妈的体重增加可控制在 1~2 千克。由于是孕早期，不用刻意增加热量摄入。

## 孕中期体重增长（13~28 周）

到了孕中期，孕妈妈的体重增加在 5 千克以内均属于正常范围。本阶段胎宝宝发育迅速，孕妈妈需要补充大量的营养和热量，但补充热量并非越多越好。中国女性每日大约需要 2100 千卡[1]的热量，孕妈妈在孕中期每天在此基础上增加 300 千卡以内属于合理范畴。

## 孕晚期体重增长（29~40 周）

胎宝宝在此阶段发育较成熟，这个时期孕妈妈的体重增加应控制在 5~6 千克。在每日 2100 千卡的正常热量需求的基础上，每日增加 200 千卡以内即可。

### 体重指数评估标准

| 体重指数 | 评估标准 | 孕期体重增加正常范围（千克） |
| --- | --- | --- |
| < 18.5 | 体重过轻 | <13 |
| 18.5~23.9 | 体重正常 | 8~10 |
| 24~27.9 | 体重超重 | 5~7 |
| ≥ 28 | 肥胖 | 需咨询医生 |

注①：1 千卡 = 4.18 千焦。

## 第19天

# 先别使劲补，饮食有节制

孕妈妈不宜过量食用滋补食物，否则会增加肾的负担，不利于健康。孕妈妈平时可以用枸杞子、羊肉、鸭肉等温补的食物煮粥或炖汤。

### 过度进补不利健康

有些孕妈妈会吃人参之类的补品，但盲目服用人参等大补之物，有可能造成不良后果。

一般来说，孕妈妈由于血液量增加明显，心脏负担加重，子宫颈、阴道壁和输卵管等部位的血管也处于扩张、充血状态，加上内分泌功能旺盛，此时过度进补，容易导致水、钠潴留而产生水肿、高血压等不良后果。

由于怀孕带来的生理变化，孕妈妈的胃液分泌量减少，胃肠道功能有所减弱，这时大量进补，容易出现食欲缺乏、胃部胀气和便秘的现象。

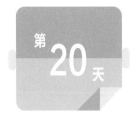

## 第20天

# 尽量避免服用药物

孕早期尽量避免用药，否则可能会对胎宝宝生长发育造成不良影响。如果生病，要及时寻求医生的专业指导。

### 不要随便用药

为保证胎宝宝的正常发育，孕妈妈不要随便用药，尤其是雌激素类药。怀孕15~40天内，胎宝宝对药物的影响较为敏感，此时孕妈妈服用药物，最容易引起胎宝宝畸形。可用可不用的药物坚决不用。如果因病必须服药，则应在医生的直接指导下谨慎服用。已经服用了药物的孕妈妈，应及时向医生咨询安全性。

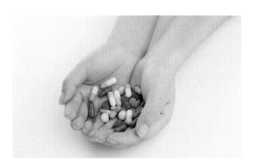

大脑快速发育，是胎宝宝重要的任务

| 1 | 2 | 3 | 4 | 5 | 6 | 7 | 8 | 9 | 10 | 11 | 12 | 13 | 14 | 15 | 16 | 17 | 18 | 19 |
|---|---|---|---|---|---|---|---|---|----|----|----|----|----|----|----|----|----|----|
| 孕1月 | | | | 孕2月 | | | | 孕3月 | | | | 孕4月 | | | | 孕5月 | | |

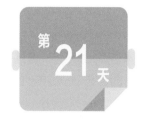

# 蛋白质——助力胎盘的形成

第 **21** 天

孕期每天所需蛋白质可从鸡蛋、牛奶和新鲜的鱼肉或瘦肉中获得，不要只吃单一食物，做到蔬菜、谷类与肉蛋类多种搭配。

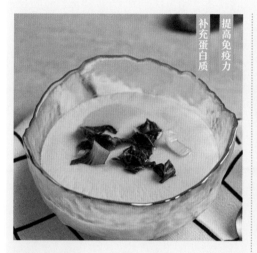

补充蛋白质 提高免疫力

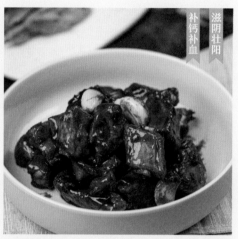

补钙补血 滋阴壮阳

## 青菜蛋羹

**原料：** 鸡蛋 2 个，油菜 50 克，盐、香油各适量。

**做法：**

1. 鸡蛋打散成蛋液；油菜洗净，焯熟，切碎。

2. 在盛放鸡蛋液的碗上铺上保鲜膜，放入蒸锅，大火烧开，蒸 10 分钟。

3. 揭去保鲜膜，放入切碎的油菜，调入盐、香油即可。

## 糖醋排骨

**原料：** 排骨 400 克，葱段、姜片、冰糖、生抽、老抽、醋、料酒、盐、油各适量。

**做法：**

1. 排骨洗净、切块，放入沸水中焯一下，沥干。

2. 在排骨中加入料酒、生抽、姜片、葱段，腌制 20 分钟。

3. 锅中倒油烧至七成热，放入排骨炸至金黄色盛出。

4. 锅留底油，冰糖入锅熬化，再放入醋、老抽、盐和水，煸炒至排骨收汁即可。

| 22 | 23 | 24 | 25 | 26 | 27 | 28 | 29 | 30 | 31 | 32 | 33 | 34 | 35 | 36 | 37 | 38 | 39 | 40 |
|---|---|---|---|---|---|---|---|---|---|---|---|---|---|---|---|---|---|---|

孕6月　　　　孕7月　　　　孕8月　　　　孕9月　　　　孕10月

## 第4周

# 怀孕后不宜全素食

尽管素食中含有较高的维生素和膳食纤维，但还有很多人体必需的营养素在素食中的含量很少甚至没有。所以，全素食的孕妈妈容易营养不足和失衡，影响自身和胎宝宝的健康。

### 全素食易缺乏牛磺酸

实验证明，牛磺酸有助于视力正常发育，孕妈妈如果缺乏牛磺酸，就会影响胎宝宝的视力发育。

荤食大多含有一定的牛磺酸，再加上人体自身能合成少量的牛磺酸，因而正常荤素搭配的饮食不会出现牛磺酸缺乏的情况。

### 全素食易缺乏脂溶性维生素

如果孕妈妈长期全素食，会导致不饱和脂肪酸、蛋白质及B族维生素等营养成分摄取量不足，满足不了胎宝宝脑细胞生长的需要，进而影响大脑发育。

全素食还会影响到脂溶性维生素的吸收，因为维生素A、维生素D、维生素E和维生素K需在脂肪的协助下才能被吸收。

### 荤素搭配，量少而精

为了胎宝宝正常发育和孕妈妈自身的健康，要特别注意饮食营养的平衡，素荤搭配，适当补充富含脂肪、蛋白质、B族维生素，尤其是维生素$B_{12}$的食物，如肉类、蛋类、乳类及动物肝脏等。

如果实在无法接受肉食，也要尽可能通过牛奶、蛋类、豆制品、坚果等补充所需营养，并在医生指导下适当服用营养补充剂。

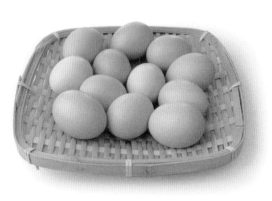

DHA 是帮助胎宝宝大脑发育的"脑黄金"

| 1 | 2 | 3 | 4 | 5 | 6 | 7 | 8 | 9 | 10 | 11 | 12 | 13 | 14 | 15 | 16 | 17 | 18 | 19 |
|---|---|---|---|---|---|---|---|---|----|----|----|----|----|----|----|----|----|----|
| | 孕1月 | | | | 孕2月 | | | | 孕3月 | | | | 孕4月 | | | | 孕5月 | |

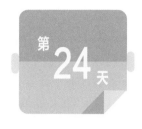

## 规律饮食，妈妈宝宝都受益

第**24**天

孕妈妈的营养储备是优孕的关键。科学的孕早期营养准备能让胎宝宝"决胜于起跑线"，此时点点滴滴的付出和努力都会为孕育健康可爱的宝宝打下基础。

### 按时就餐，不过饥过饱

孕妈妈要养成良好的生活习惯，防止过饥过饱，防止偏食、挑食、暴饮暴食，要合理安排一日三餐，饥饱适中。切记因为怀孕就大补特补，过量的热量或营养摄入会导致脂肪的囤积，如果孕妈妈过度肥胖可能导致内分泌问题，进而影响胎宝宝健康。然而，太瘦的孕妈妈也要尽快将体重调整到合理范围，避免因营养不良造成胎宝宝发育不良。

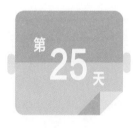

## 食物搭配要讲究

第**25**天

饮食调理最重要的是做到平衡膳食，从而保证摄入均衡适量的营养素。孕妈妈的饮食应尽量杂一些，品种多一些，做到粗细搭配、荤素搭配、不偏食、不忌口。

### 简单易学的食物搭配技巧

食物搭配有很多简单的技巧，不仅能提高营养素的利用率，还能改善口感，提升孕妈妈食欲。比如小米与豆类搭配可弥补赖氨酸不足，用小米煮粥时，可加入绿豆、黄豆、红薯、红小豆等同煮；四季豆与肉类搭配可均衡摄入蛋白质和膳食纤维。

**准爸爸这样做**

厨房中的油烟等物质对胎宝宝的健康非常不利，所以，准爸爸要主动承担起"家庭营养师"的重任。通过亲自下厨，给孕妈妈补充富含各类营养素的健康食物，力求做到营养均衡。

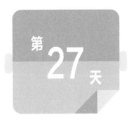

## 第26天

# 避免吃各种"污染"食品

孕妈妈应该尽量选用新鲜的天然食物，含食品添加剂、色素、防腐剂等较多的食品要不吃或者少吃。

### 重视饮食卫生，防止食物污染

在种植或饲养、生长、收割或加工、贮存、运输的环节中，由于环境或人为因素的作用，可能使食物受到有毒有害物质的侵袭而造成污染。因此，在选购时尽量选择绿色、有机食物，并注意在食用前认真清洗。另外，食物应趁新鲜食用，若食用了霉变的食品，会发生急性或慢性食物中毒，严重时可殃及胎宝宝。

### 盐水泡果蔬，农药少残留

孕妈妈如果食用被农药污染的蔬菜、水果，容易导致胎宝宝生长迟缓等。所以，孕妈妈在食用蔬菜、水果时，应认真用盐水把食材清洗干净，然后用水浸泡10分钟，再次清洗后食用，以去除农药残留。

## 第27天

# 补钙并非一定要喝骨头汤

为了达到补钙的目的，有些孕妈妈就按照老传统大喝特喝骨头汤。其实，从营养学的角度来看，只依靠喝骨头汤补钙的效果并不是很理想。

### 骨头汤补钙的局限性

事实上，骨头中含有的钙并不易溶解在汤中，也不容易被肠胃吸收。孕早期孕妈妈每天补钙800~1200毫克，假如膳食平衡，大部分的钙是可以通过食物来摄取的。如果骨头汤喝多了，很有可能因为过于油腻给肠胃增加负担。

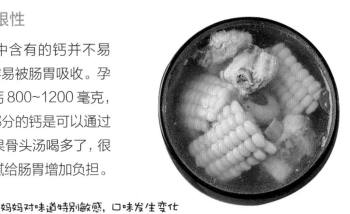

孕妈妈对味道特别敏感，口味发生变化

| 1 | 2 | 3 | 4 | 5 | 6 | 7 | 8 | 9 | 10 | 11 | 12 | 13 | 14 | 15 | 16 | 17 | 18 | 19 |
|---|---|---|---|---|---|---|---|---|----|----|----|----|----|----|----|----|----|----|
| | 孕1月 | | | | 孕2月 | | | | 孕3月 | | | | 孕4月 | | | | 孕5月 | |

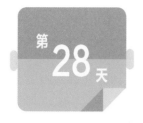

第 **28** 天

## 补钙好帮手：豆腐、海带和芝麻

豆腐是补钙的好食材；黑芝麻、红薯则含有丰富的钙、磷、铁和亚油酸等；海带富含钙、磷、铁、碘、维生素E 等，可改善孕妈妈抽筋、水肿、关节痛、乏力等症状。

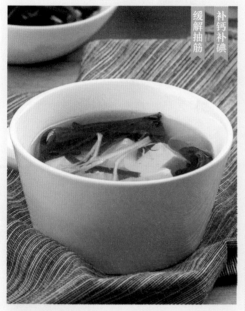

缓解抽筋 补钙补碘

### 海带豆腐汤

原料：蛤蜊 150 克，北豆腐 100 克，海带 25 克，葱段、姜片、盐各适量。

做法：

1. 蛤蜊洗净；豆腐洗净、切块；海带用清水泡开，切段。

2. 锅中加水烧开，放入蛤蜊、葱段、姜片，熬至汤浓。

3. 把豆腐块、海带段放入汤中，中火煮10 分钟，出锅前加盐调味即可。

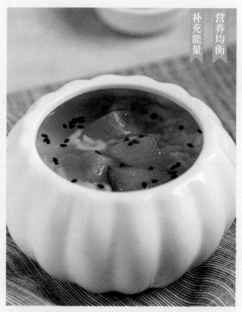

补充能量 营养均衡

### 芝麻红薯粥

原料：黑芝麻 20 克，红薯 100 克，大米 50 克，腰果适量。

做法：

1. 大米、黑芝麻淘洗干净；红薯洗净，切块；腰果切碎。

2. 大米、黑芝麻、红薯块加水熬至软烂，撒入腰果碎即可。

| 22 | 23 | 24 | 25 | 26 | 27 | 28 | 29 | 30 | 31 | 32 | 33 | 34 | 35 | 36 | 37 | 38 | 39 | 40 |
|---|---|---|---|---|---|---|---|---|---|---|---|---|---|---|---|---|---|---|

孕 6 月　　　　孕 7 月　　　　孕 8 月　　　　孕 9 月　　　　孕 10 月

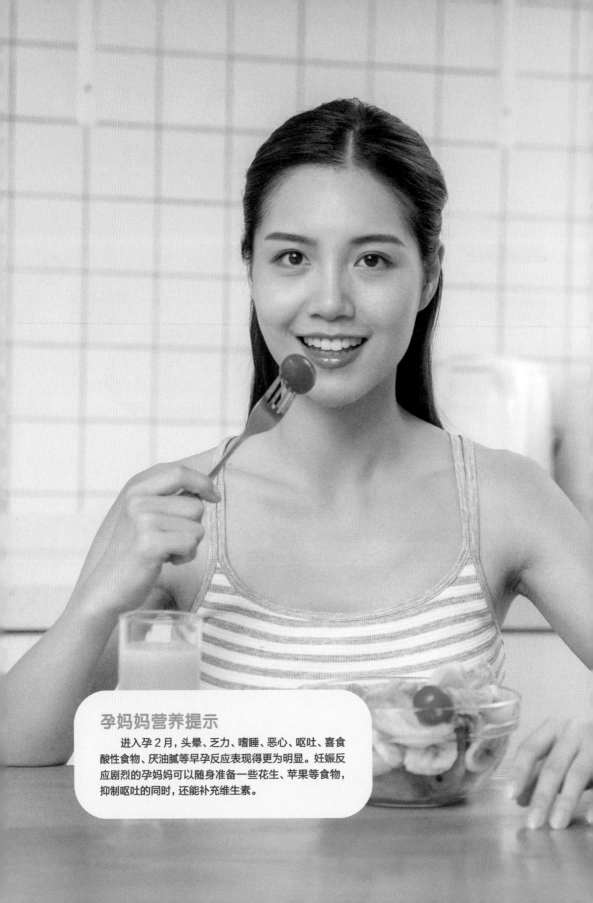

### 孕妈妈营养提示

　　进入孕2月，头晕、乏力、嗜睡、恶心、呕吐、喜食酸性食物、厌油腻等早孕反应表现得更为明显。妊娠反应剧烈的孕妈妈可以随身准备一些花生、苹果等食物，抑制呕吐的同时，还能补充维生素。

# 孕2月（第5~8周）

## 胎宝宝成长发育

### 第5周

胎宝宝的原始心血管出现，且会出现搏动现象，胎盘、脐带也开始工作，给胎宝宝运送营养和氧，并带走废物。

### 第6周

胎宝宝的心脏开始跳动，肾等主要器官也已经形成，神经管开始连接大脑和脊髓，四肢变化越来越明显，眼杯、鼻窝、听泡——出现，血液循环建立起来。

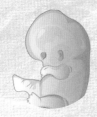

### 第7周

本周胎宝宝长到约1厘米，体节已全部分化，可以区分出头、身、手脚的形态。胎宝宝的小尾巴还没有褪去，这是胎宝宝尾椎骨的延伸。

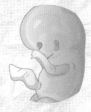

### 第8周

本周胎宝宝已初具人形，五官已经可以辨认，心脏和大脑神经已经发育，手指和脚趾之间已经有少量的蹼状物。

胎宝宝的心、胃、肝、肠等内脏及脑部器官开始分化，手、足、口、耳等器官也已经形成，小尾巴逐渐消失，鼻孔已经形成，也有了舌头，越来越有人形了，而眼睛就像两个黑点，分别位于头的两侧。胎宝宝生长需要的营养素越来越多，绒毛膜更发达，胎盘形成，脐带出现。

## 第5周

第 **29** 天

第 **30** 天

# 孕2月关键营养素

在整个怀孕过程中，叶酸都必不可少，所以，本月孕妈妈还要继续补充叶酸。此外，DHA、B 族维生素等营养素也是胎宝宝正常发育所必需的重要营养物质。

## B 族维生素

本月孕妈妈由于妊娠反应容易感到疲劳，适当补充矿物质如钙、铁及充足的维生素等能舒缓身体的不适。B 族维生素具有消除疲劳的功效，对于那些受孕吐困扰的孕妈妈来说，维生素 $B_6$ 更是孕吐的克星。

 **食物来源** 蛋类、全谷类、豆类、海产类、奶类、绿色蔬菜、坚果类、猪瘦肉等

 **推荐食谱** 豌豆鳕鱼块 /p35、奶酪蛋汤 /p35

## DHA

DHA 俗称"脑黄金"，是不饱和脂肪酸的一种，全称二十二碳六烯酸。它和胆碱、磷脂一样，都是构成大脑皮层神经膜的重要物质，能促进大脑细胞特别是神经传导系统的生长、发育，促进脑发育，提高记忆力。

DHA 对胎宝宝的大脑以及视力发育具有重要作用，还能预防孕妈妈早产，增加胎宝宝出生时的体重。建议孕妈妈每日摄入 300 毫克 DHA 为宜。

 **食物来源** 核桃仁等坚果类、海鱼、海虾、鱼油等

 **推荐食谱** 清蒸鳕鱼 /p89、煎鳕鱼 /p89

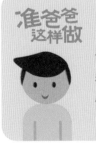

**准爸爸这样做** 鱼类和海鲜是 DHA 的良好来源。准爸爸可以多学习一些鱼类的烹饪方法，给孕妈妈变着花样做，清蒸、红烧、煲汤、煮粥等，保证每周 3 次出现在孕妈妈的食谱中。

胎盘开始工作，为胎宝宝运送营养和氧

| 1 | 2 | 3 | 4 | 5 | 6 | 7 | 8 | 9 | 10 | 11 | 12 | 13 | 14 | 15 | 16 | 17 | 18 | 19 |
|---|---|---|---|---|---|---|---|---|----|----|----|----|----|----|----|----|----|----|
| 孕1月 | | | | 孕2月 | | | | 孕3月 | | | | 孕4月 | | | | 孕5月 | | |

## 第 31 32 天

# 烹调多样化

孕早期的胎宝宝生长缓慢，对孕妈妈的饮食要求不是很高，但此时的胎宝宝已经开始生长发育，充分的营养保证、合理的饮食安排还是相当重要的。

## 翻新菜式，提升胃口

根据孕妈妈的口味和妊娠反应，选用多样化的烹调方法调动胃口。对于孕妈妈健康有益的食材，可以换着花样烹饪。比如油菜，可以做白灼油菜，也可以做凉拌油菜，还可以加上其他配料做成鲜美的汤。

对喜酸、嗜辣的孕妈妈，烹调中可适当增加调料，引起食欲。呕吐严重的孕妈妈，要多吃水果、蔬菜，补充水分和维生素、矿物质。热食气味大，孕吐严重，对气味比较敏感的孕妈妈，可以适当食用凉拌菜，以减轻呕吐。

## 少食多餐

孕妈妈可以采取少食多餐的方法，不必拘泥于进餐时间，要细嚼慢咽。尤其是要多吃富含蛋白质和维生素的食物，如乳酪、牛奶、水果等，多喝水。孕妈妈恶心呕吐严重的时候，可在早晨起床前先喝一杯白开水、柠檬水或者是吃一块苏打饼干，能减轻恶心与呕吐。

## 多吃易消化的食物

孕妈妈应该选用易于消化、清淡、在胃内存留时间短的食物，如大米粥、小米粥、馒头片、饼干等，以减少呕吐的发生。

## 讲究饮食卫生

孕早期饮食一定要讲究卫生，食物一定要干净、新鲜，防止发生腹泻，腹泻不仅损失营养，而且易引起流产。

## 不要喝含酒精的饮料

长期饮酒或饮用含酒精的饮料，会影响母体健康和胎宝宝发育，蒸馏酒中酒精含量较高，发酵酒中酒精含量较低，但都不宜在孕期饮用。对于软饮料，即不含酒精的饮料，如汽水、橘子汁、酸梅汤等，也要酌情饮用。

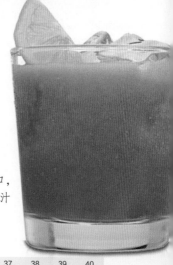

如果孕妈妈没有胃口，可以喝一杯鲜榨果汁提高食欲。

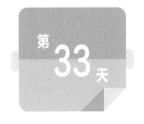

## 继续加强补充叶酸

第 **33** 天

孕早期是胎宝宝大脑神经传导的黄金期，胎宝宝脑部和神经管都已经开始发育了，更加需要叶酸，所以继续补充叶酸对孕妈妈来说非常重要。

### 叶酸要补到怀孕后 3 个月

有研究表明，我国约 30% 的育龄女性缺乏叶酸。专家建议，孕妈妈每天都要补充叶酸，尤其是孕前三个月至孕早期的三个月，不仅能有效预防胎宝宝神经管畸形的发生，还能防止宝宝体重过轻、早产及唇腭裂等先天性畸形。

### 孕前长期服避孕药，如何补叶酸

若孕妈妈曾在孕前长期服用避孕药、抗惊厥药，必须提前向医生说明用药情况，在医生的专业指导下，调整每日的叶酸补充量。而且，长期服用叶酸会干扰体内微量元素锌的代谢，一旦锌不足，同样会影响胎宝宝发育。所以，要在医生指导下进行营养素制剂的补充。

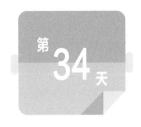

## 适量吃些豆类食物

第 **34** 天

部分孕妈妈在孕吐加重后，对豆类食品会比较排斥。但是豆类食物中富含人体所需的优质蛋白质和 8 种必需氨基酸，孕妈妈在有胃口的时候尽量多吃一些。

### 不折不扣的健脑食物

豆类含丰富的优质蛋白质、不饱和脂肪酸、钙及维生素等，其中谷氨酸、天冬氨酸、赖氨酸等含量是大米的好几倍。其中，黄豆富含磷脂，是不折不扣的健脑食物，豆腐、豆浆、腐竹等都是很好的选择。

### 豆中之王——黄豆

黄豆的营养价值很高，备受营养学专家推荐，有"豆中之王"之称。用黄豆制作的豆浆，含有丰富的植物蛋白和磷脂，还含有维生素 $B_1$、维生素 $B_2$、烟酸以及铁、钙等矿物质，非常适合孕妈妈饮用。

豆制品营养全面，有利于胎宝宝发育

| 1 | 2 | 3 | 4 | 5 | 6 | 7 | 8 | 9 | 10 | 11 | 12 | 13 | 14 | 15 | 16 | 17 | 18 | 19 |
|---|---|---|---|---|---|---|---|---|----|----|----|----|----|----|----|----|----|----|
| | 孕1月 | | | | 孕2月 | | | | 孕3月 | | | | 孕4月 | | | | 孕5月 | |

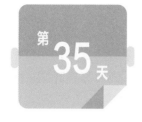

# 荤素搭配，补充 B 族维生素

维生素 $B_1$ 在谷类的表皮部分含量更高，动物肝脏、蛋类及绿叶蔬菜中含维生素 $B_1$ 也较高。动物性食物中维生素 $B_2$ 含量较高，尤以肝脏、心、肾脏含量最为丰富。

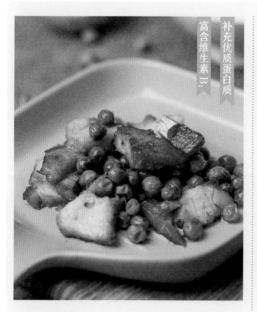

富含维生素 $B_1$　补充优质蛋白质

## 豌豆鳕鱼块

**原料：**豌豆 100 克，鳕鱼 200 克，姜片、料酒、盐、油各适量。

**做法：**

1. 鳕鱼洗净，去皮、去骨，切丁；豌豆洗净。

2. 用料酒、姜片把鳕鱼丁腌制 30 分钟。

3. 锅中放油，倒入豌豆煸炒出香味，再倒入腌好的鳕鱼丁，炒至熟透。

4. 最后放入盐调味即可。

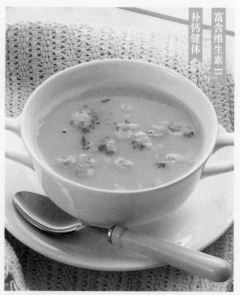

补钙健体　富含维生素 $B_2$

## 奶酪蛋汤

**原料：**奶酪 1 块，鸡蛋 1 个，西芹、胡萝卜各 50 克，高汤、面粉各适量。

**做法：**

1. 西芹、胡萝卜洗净，切丁，焯熟。

2. 奶酪与鸡蛋一起打散，加入面粉，搅拌成蛋糊。

3. 高汤烧开，淋入调好的蛋糊，撒上西芹丁、胡萝卜丁点缀即可。

# 第6周

**第36 37天**

# 早餐要吃好，午餐晚餐要吃对

在孕2月，胎宝宝并不需要过多的营养，孕妈妈只需合理安排三次正餐，适当增加优质蛋白质，再适量补充其他营养素即可。

## 活跃肠胃，吃好早餐

早餐的重要性不必多说，因为这关系到孕妈妈和胎宝宝一上午的能量需求。但没有食欲可是大问题，为了刺激食欲，孕妈妈可以每天早晨喝一杯温开水，血液稀释后，会增加流动性，使肠胃功能活跃起来，同时活跃其他器官功能。

在早餐品种上，牛奶、鸡蛋、麦麸饼干、全麦面包都是不错的选择。

## 午餐荤素搭配，少油、少盐

孕妈妈的午餐尽量少选择淀粉类的食物，多吃些蔬菜水果补充维生素，这有助于分解早餐中尚未消化吸收的糖类及氨基酸，从而提供能量。

主食应注意粗细搭配，比如糙米饭、二米饭、红豆米饭；蔬菜最好一半为绿叶菜，清炒或者凉拌都可以；荤素要搭配，注意少油、少盐；多吃牛肉、鸡肉和鱼虾，更有益健康。

## 控制饮食，吃好晚餐

晚上，孕妈妈吃得过饱会增加肠胃负担，睡眠时肠胃活动减弱，不利于食物的消化吸收。所以，孕妈妈晚餐少吃一点为好，适当补充牛奶、坚果、水果，营养又不油腻。

**准爸爸这样做**

准爸爸要帮助孕妈妈合理规划一日三餐，最好按照"三餐两点"来进行。加餐可以选择一小把坚果、一杯酸奶、一个水果或者一份沙拉，加餐不宜吃太多，避免影响正餐的摄入量。

胎宝宝的心脏已经开始跳动

| 1 | 2 | 3 | 4 | 5 | 6 | 7 | 8 | 9 | 10 | 11 | 12 | 13 | 14 | 15 | 16 | 17 | 18 | 19 |
|---|---|---|---|---|---|---|---|---|---|---|---|---|---|---|---|---|---|---|
| 孕1月 | | | | 孕2月 | | | | 孕3月 | | | | 孕4月 | | | | 孕5月 | | |

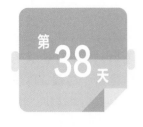

# 体重过轻，不利于胎宝宝发育

如果孕妈妈体重过轻，很难给胎宝宝提供充足的营养，可能会造成胎宝宝发育不良等情况。瘦妈妈应尽快调整饮食来改善这一情况。

## 三餐均衡饮食，多补充蛋白质

对于体重过轻的孕妈妈，一日三餐要均衡饮食、合理搭配易消化的食物，补充足够的蛋白质。在孕早期，胎宝宝需要大量的蛋白质保证正常的生长发育。孕妈妈可以多吃鱼类、牛肉、豆腐等富含蛋白质的食物，保证胎宝宝的正常营养需求。

## 纠正挑食、偏食的习惯

除了蛋白质，孕妈妈还需要补充多种维生素、矿物质和叶酸。同时适当增加碳水化合物的摄入；脂肪类食物应按需摄取，不宜摄入过多。要多吃新鲜蔬菜和水果，纠正厌食、挑食、偏食的习惯，减少零食的摄入量。

# 体重超标，对母子健康不利

体重过重会给孕妈妈和胎宝宝健康带来隐患，还会提高患妊娠糖尿病的风险。孕妈妈要及时调整饮食，合理规划孕期体重。

## 摄入适量的碳水化合物

孕早期营养需求量与备孕时期相同，孕妈妈每天摄入不少于 130 克的碳水化合物为宜。摄入过多碳水化合物，会在孕妈妈体内囤积脂肪，不利于母子健康，还会对孕中晚期的体重管理带来难度。如果体重过重，还会增加分娩的风险。

## 适量运动，合理减重

科学合理的运动是整个孕期所要坚持的原则，轻度、舒缓的运动对母子有益无害。游泳、散步、孕期瑜伽都可以进行。

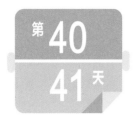

# 补充水分很重要

第 40
41 天

怀孕期间，孕妈妈体内的血容量增加近 1/3，需要大量的水分，以供循环和消化所需。多喝水可以排除体内的毒素，预防便秘，对母子都有好处。

## 多喝水是基本要求

孕妈妈正常喝水时间是每隔两小时喝一次水，最好是早上起来喝杯水，午餐后 1 小时喝一杯，晚上睡前 1 小时再喝半杯，其余时间可以合理分配，保证 24 小时不缺水，一天总量在 2000 毫升左右比较合适。

## 柠檬水和加湿器有一定帮助

孕妈妈可以喝柠檬水或者其他橘子味的水，以刺激唾液腺分泌唾液，减少口干、口苦的症状；还可以通过吃水果，让嘴里保持湿润。这样做不仅可以缓解口干，同时也可以帮助缓解孕吐。

如果孕妈妈早起时感到口干口苦，除了喝水，还可以试试夜间在卧室使用加湿器。加湿器要注意定期清洁，避免滋生细菌。

## 避免用咖啡、浓茶及可乐等饮料代替水

避免饮用咖啡、浓茶、可乐等饮料，这些饮料中含有的咖啡因不仅不利于胎宝宝的健康，还可能让孕妈妈感觉更加口渴；避免吃黏糊糊的、高糖分的食物，吃过这样的食物后，要尽快漱口或刷牙，多喝点水来补充水分；尽量食用低糖、低盐食物。

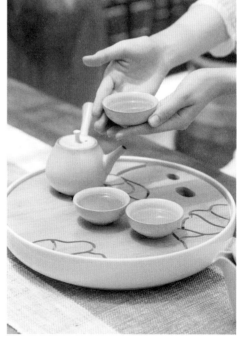

孕妈妈喝浓茶会引起心跳加快，尿量增多，易导致失眠。可以喝淡茶。

不严重的妊娠反应不会影响胎宝宝发育，孕妈妈不必过于担心

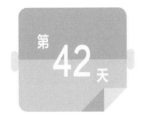

# 第 42 天

## 自制维生素 C 多多的果蔬汁

孕妈妈平时可以喝一些果蔬汁，偶尔用它来代替饮水，不仅能补充水分，还能补充丰富的维生素，还具有提高免疫力、缓解便秘、缓解孕吐的作用。

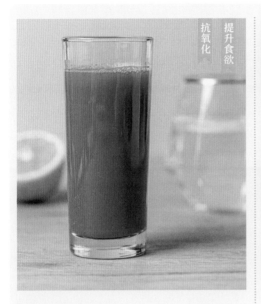

抗氧化　提升食欲

### 芹菜胡萝卜汁

原料：芹菜 50 克，胡萝卜 100 克，柠檬汁、蜂蜜各适量。

做法：

1. 胡萝卜洗净、去皮、切块；芹菜洗净、切段。

2. 胡萝卜放入料理机中榨成汁，倒出；芹菜连同叶子放到料理机中，榨成汁。

3. 将胡萝卜汁与芹菜汁混合，滴入柠檬汁和蜂蜜调味即可。

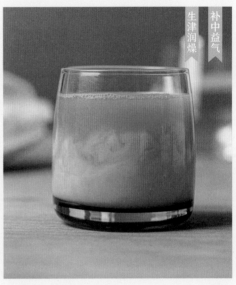

生津润燥　补中益气

### 牛奶木瓜汁

原料：木瓜 100 克，香蕉 1 根，牛奶 200 毫升。

做法：

1. 木瓜洗净、去子、去皮，切块；香蕉去皮，切块。

2. 把切好的木瓜和香蕉放入榨汁中搅打成汁，加入牛奶拌匀即可。

| 22 | 23 | 24 | 25 | 26 | 27 | 28 | 29 | 30 | 31 | 32 | 33 | 34 | 35 | 36 | 37 | 38 | 39 | 40 |
|----|----|----|----|----|----|----|----|----|----|----|----|----|----|----|----|----|----|----|

孕6月　　孕7月　　孕8月　　孕9月　　孕10月

## 第7周

**第 43**

**44 天**

# 忌食李斯特菌感染的食物

孕早期虽然对饮食的要求不算太高，但在饮食上也不是完全没有禁忌，除了正常摄入种类丰富的食物、勤喝水以外，有李斯特菌感染风险的食物应避免食用。

## 什么是李斯特菌

李斯特菌是一种兼性厌氧细菌，它广泛地存在于自然界，奶制品和青饲料是李斯特菌最喜欢的寄生处。

李斯特菌中的单增李斯特对人致病，特别对孕妈妈、新生儿这样的高危人群造成的后果很严重。孕妈妈感染李斯特菌后流产率可达30%，新生儿感染后的死亡率也很高。

## 含有李斯特菌的食物有哪些

李斯特菌可以在2~42℃的环境中生存，能在冰箱冷藏室长时间生长繁殖，耐酸、耐盐、耐碱，但不耐热。

日常生活中应当注意的食物有：

1. 没有经过高温消毒的生奶做的奶酪，通常是软奶酪。

2. 蛋黄酱或未熟透的鸡蛋。

3. 寿司、生冷海鲜（如刺身）。

4. 三明治里的冷肉（除非是刚做出来的热的肉）。

5. 未完全煮熟的豆芽。

6. 外面购买的沙拉包或提前准备好的沙拉。

## 如何避免食用李斯特菌感染的食物

简单地说，除了新鲜的、洗干净的果蔬，孕妈妈应尽量避免食用其他生的和熟后冷却的食物，孕期食物都要加热至熟透。

**准爸爸这样做** 孕妈妈入口的所有食物，准爸爸都要帮着洗干净。烹饪的菜肴都要熟透，尽量避免吃寿司等生食。家中切生肉用的案板要单独使用，不要与切水果或熟食的案板混用。

孕妈妈食欲不振、恶心呕吐的症状开始明显

| 1 | 2 | 3 | 4 | 5 | 6 | 7 | 8 | 9 | 10 | 11 | 12 | 13 | 14 | 15 | 16 | 17 | 18 | 19 |
|---|---|---|---|---|---|---|---|---|---|---|---|---|---|---|---|---|---|---|
| 孕1月 | | | | 孕2月 | | | | 孕3月 | | | | 孕4月 | | | | 孕5月 | | |

## 第45 46天 每天吃点苹果和梨

经常吃水果既能补充营养，还能促进食欲，帮助消化。孕妈妈每天吃适量的苹果和梨，能补充一天所需的维生素及微量元素。

### 苹果

苹果清香甜脆，营养丰富。据测定，在每100克苹果肉中，含碳水化合物15克、蛋白质0.2克、维生素C 5毫克、磷9毫克、钙11毫克、钾100毫克、钠14毫克，此外，还含有胡萝卜素、维生素$B_1$、苹果酸等。

苹果味甘、酸，性平，具有润肺化痰、开胃和脾、止泻等功效，很适合孕妈妈食用。每天饭后吃一个苹果，对消化不良、反胃都有很好的缓解作用。

苹果中含有较多的锌，锌不仅对于机体的生长、修复有着重要作用，还可以减轻感冒症状。坚持每天吃苹果能维持血压正常。所以，经常适量地吃些苹果，对于防治妊娠高血压有一定的作用。

### 梨

梨的含糖量达8%~20%，主要是葡萄糖和蔗糖；含有机酸，如苹果酸和柠檬酸；B族维生素、维生素C以及钙、磷、铁等也较丰富。

梨味甘、微酸、性寒，有清心润肺、除烦利尿、清热解毒、润喉消痰、降火止咳、缓解大小便不畅的功效，孕妈妈可适当食用。

吃完水果要记得漱口，避免蛀牙。

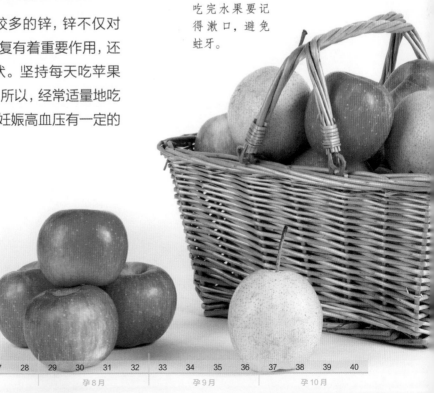

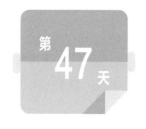

## 克服孕吐，能吃就吃

**第47天**

呕吐让孕妈妈觉得吃什么都没有胃口，这种情况下，孕妈妈不用刻意让自己多吃，只要根据自己的口味选择喜欢吃的食物就可以了，少食多餐，能吃就吃。

### 不必过分担心孕吐对胎宝宝的影响

大部分孕妈妈都有孕吐反应，它是孕早期的正常生理反应。很多孕妈妈担心孕吐会影响胎宝宝的营养摄取，其实，如果孕妈妈在孕前身体状况和营养状况良好，就不必过于担心。

胎宝宝可以从母体血液中优先获得自己所需的营养，而且此时胎宝宝尚小，所需营养素的量也较少。孕妈妈在平时的饮食中，多注意摄取含有蛋白质、脂肪、钙、铁、锌的食物，即可确保胎宝宝的正常生长发育。

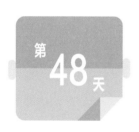

## 孕吐偏爱酸食，但要有节制

**第48天**

不少孕妈妈早孕反应比较严重，嗜好吃酸味食物来调节，但一定要注意不宜多吃，尤其少吃酸菜、泡菜，这种食物高盐、多辣，反而不利于身体健康。

### 天然酸性食物更有益

孕妈妈可以适当食用无害的天然酸性食物，如番茄、樱桃、杨梅、石榴、海棠、橘子、草莓、酸枣、葡萄等。这些食物既可以改善怀孕后发生的胃肠道不适症状，还可以增进食欲，帮助孕妈妈摄取多种营养素。

需要注意的是，酸性食物不能过量，否则不仅会刺激胃肠道，还会影响其他食物的摄入，进而影响其他营养素的摄取。

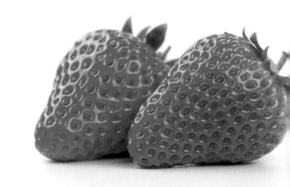

孕吐大多无需治疗，随孕程进展，通常会自行缓解

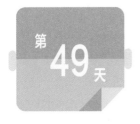

# 缓解孕吐的食谱推荐

为了克服孕吐，孕妈妈应该尽量避开让自己感到不适的食物和气味，难受的时候可通过口含姜片、喝橘皮水等方法来缓解。

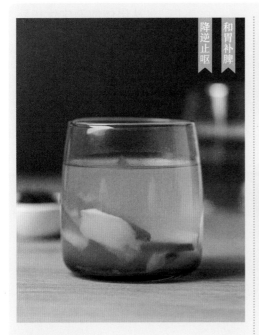

降逆止呕 和胃补脾

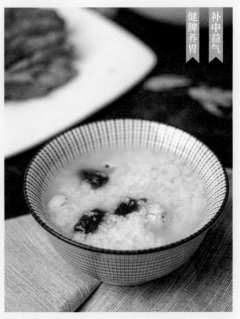

补中益气 健脾养胃

## 生姜橘皮饮

原料：生姜、橘皮各 10 克，红糖适量。

做法：

1. 生姜洗净，切丝；橘皮洗净，切碎。

2. 生姜丝、橘皮碎加适量红糖，搅拌均匀。

3. 煮成糖水，当作茶饮。

## 糯米粥

原料：糯米 50 克，红枣、莲子各适量。

做法：

1. 糯米拣去杂质，洗净，浸泡 2 小时。

2. 红枣洗净；莲子用清水浸泡 2 小时。

3. 将糯米、红枣和莲子一起放入锅中，加适量水，大火煮沸。

4. 转小火熬煮 45 分钟，煮至米粒软烂、粥汁变稠即可。

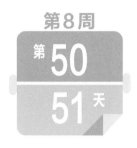

# 轻松应对孕吐

有 30%~50% 的孕妈妈会有某种程度的孕吐反应，尤其在孕早期，恶心、呕吐、没有食欲、抑郁和焦虑都会困扰着孕妈妈。

## 保持乐观，调整饮食

有的孕妈妈早孕反应比较强烈，没有一点胃口，吐得浑身乏力，日渐消瘦。实际上，孕吐与精神状况有关系。如果怀孕以后坚强乐观，想一想怀孕的美妙，做母亲的幸福，症状会有所减轻。

此时应少食多餐，选择清淡可口、容易消化的食物，如烤面包、饼干或小米粥等，避免食用有刺激性的东西和甜腻腻的蛋糕等。

## 缓解孕吐的小妙招

1. 无论孕吐多严重，水是必须要喝的。喝水可以给身体补充水分，同时补水也能提升消化能力，有利于缓解孕吐。

2. 生姜可以中和胃酸，缓解胃部灼烧感。孕妈妈可以在喝水的时候放入几片生姜，或者做饭熬粥的时候加入生姜。

3. 苹果醋虽然味道是酸的，但是它的 pH 在 7 左右。早晨醒来或者孕吐后喝一杯，清新的味道会让你快速从恶心反胃的不适中恢复过来。

4. 酸奶中含有丰富的乳酸菌和益生菌，有助于促进肠胃蠕动，强化消化能力，其中的维生素 $B_{12}$ 可以缓解孕吐带来的不适感。

5. 用猕猴桃和蓝莓、草莓做成水果沙拉，加入一些蜂蜜，在没有胃口的时候可以吃一小碗。

**准爸爸这样做**

柠檬独有的香气有很好的镇静作用，可以缓解呕吐和恶心。准爸爸每天早晨醒来，给孕妈妈准备一杯热蜂蜜柠檬汁，可以帮助她减少孕吐的发生。

孕 8 周到 12 周，应进行第一次产检了

| 1 | 2 | 3 | 4 | 5 | 6 | 7 | 8 | 9 | 10 | 11 | 12 | 13 | 14 | 15 | 16 | 17 | 18 | 19 |
|---|---|---|---|---|---|---|---|---|----|----|----|----|----|----|----|----|----|----|
| 孕1月 | | | | 孕2月 | | | | 孕3月 | | | | 孕4月 | | | | 孕5月 | | |

# 让心情变好的水果

不好的情绪和心理，对孕妈妈和胎宝宝都会产生不良的影响，所以孕妈妈要学会自我调节与放松，多吃有助于改善心情的食物。

## 香蕉

香蕉可向大脑提供一种重要的物质——酪氨酸，其可促进人体精力充沛、注意力集中，并对提高创造力有一定帮助。此外，香蕉中还含有可使神经"坚强"的色氨酸，形成一种叫作"满足激素"的血清素，能使人更易产生幸福感。

香蕉还富含多种营养素，每 100 克香蕉可食部分含蛋白质 1.2 克、糖 20 克、脂肪 0.6 克、膳食纤维 0.9 克、钙 9 毫克、磷 3 毫克、铁 0.6 毫克。

孕妈妈食用香蕉，有助于心情变好，同时能补充丰富的营养、清热润肺、润肠通便。

## 葡萄

葡萄含有人体容易吸收的葡萄糖、果糖等，可为脑部提供养分。葡萄还含有丰富的钾、钙、磷、铁等矿物质和多种维生素，是孕期补充营养的良好水果，有益胎宝宝的大脑发育。

## 柑橘

柑橘具有甘甜清香、营养丰富的特点。尤其含有大量的维生素 C，每 100 克柑橘果肉含 34~54 毫克维生素 C，每天一个柑橘可以满足人体对维生素 C 的需求。

用柑橘制成的果汁具有开胃理气、润肺宽胸的功效，适于孕早期没食欲、呕吐、胀气时来喝。三餐之间喝一杯清甜略酸的柑橘汁，能缓解呕吐不适，心情也会随之变好。

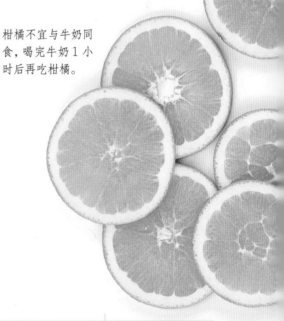

柑橘不宜与牛奶同食，喝完牛奶 1 小时后再吃柑橘。

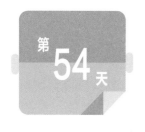

## 海鲜美味要慎食

**第54天**

有些孕妈妈喜欢吃海鲜，但是海鲜属于寒性食物，孕早期的胎宝宝还不稳定，孕妈妈不要一次吃得过多，特别是有过敏体质的孕妈妈要慎食。

### 海鲜一定要吃熟的

海鲜中可能含有从水中带来的细菌，还可能存在寄生虫卵和加工运输中被污染的病菌，因此海鲜必须要彻底煮熟。在沸水中煮5分钟以上才算彻底杀菌。

海鲜不宜与某些水果一起食用，例如柿子、葡萄等富含鞣酸的水果，同吃可形成不易消化的凝块，甚至形成胃柿石，导致梗阻。吃的间隔时间大于2小时则比较安全。

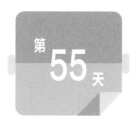

## 有选择地吃鱼

**第55天**

孕妈妈经常吃鱼，可以加速胎宝宝的生长，降低新生儿体重不足的问题。鱼肉内含有丰富的不饱和脂肪酸，有助于胎宝宝的大脑发育，会让胎宝宝更聪明。

### 鱼类富含多种营养素

鱼类中含有一定量的EPA（二十二碳五烯酸）和DHA（二十二碳六烯酸），它们属于多不饱和脂肪酸，对胎宝宝的神经系统和大脑发育有好处。和鱼肉相比，鱼头更容易富集有害物质。

氨基酸是鱼肉中含有较多的物质，对胎宝宝中枢神经系统的发育可起到良好的促进作用。鱼油还含有丰富的维生素A及维生素D，特别是鱼的肝脏含量最多。

### 富含DHA的鱼类

金枪鱼、秋刀鱼、沙丁鱼、青鱼、鲫鱼、带鱼、海鲈鱼等，均含有丰富的DHA和EPA。鲈鱼肉质鲜嫩、刺少，鳕鱼肉味甘美、营养丰富，除了富含普通鱼所有的DHA和EPA外，还含有人体所必需的维生素A、维生素D和维生素E。

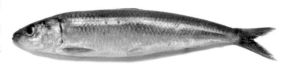

孕妈妈吃鱼可促进胎宝宝大脑发育

| 1 | 2 | 3 | 4 | 5 | 6 | 7 | 8 | 9 | 10 | 11 | 12 | 13 | 14 | 15 | 16 | 17 | 18 | 19 |
|---|---|---|---|---|---|---|---|---|----|----|----|----|----|----|----|----|----|----|
| 孕1月 | | | | 孕2月 | | | | 孕3月 | | | | 孕4月 | | | | 孕5月 | | |

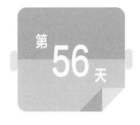

# 孕妈妈爱吃鱼，胎宝宝更聪明

第**56**天

孕妈妈常吃鱼，有益于胎宝宝身体和大脑的健康成长。淡水鱼里常见的鲈鱼、鲫鱼、草鱼、鲢鱼、黑鱼，深海鱼里的黄花鱼、鳕鱼、鳗鱼等，都是不错的选择。

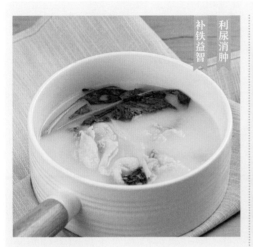

补铁益智 利尿消肿

## 菠菜鱼片汤

**原料：**鲫鱼1条，菠菜100克，葱、姜、料酒、盐、油各适量。

**做法：**

1. 葱切段；姜切片。

2. 鲫鱼洗净、片成片，加盐、料酒腌30分钟。

3. 菠菜择洗干净，切段，用开水焯烫。

4. 油锅烧至五成热，放葱段、姜片炒香，放鱼片略煎，加水煮沸。

5. 小火焖20分钟，放入菠菜段，出锅前加盐调味即可。

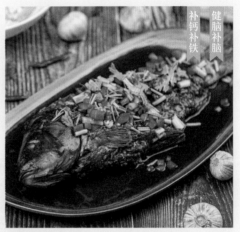

补钙补铁 健脑补脑

## 红烧罗非鱼

**原料：**罗非鱼1条，葱段、姜片、蒜瓣、干辣椒、酱油、白糖、料酒、醋、油各适量。

**做法：**

1. 鱼洗净，两侧划刀，用盐腌制30分钟。

2. 将所有调料放在一个碗中调成汁。

3. 锅中倒油烧热，放入葱段、姜片、蒜瓣爆香，放入鱼，煎至两面变色。

4. 锅中淋入调好的汁，倒入没过鱼身的开水，大火煮沸后转小火炖20分钟，至汤汁黏稠即可。

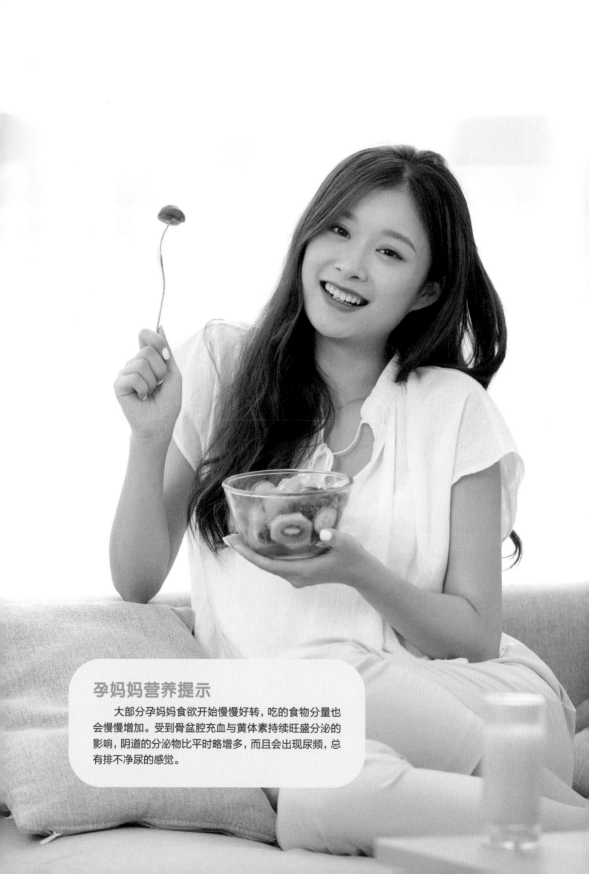

## 孕妈妈营养提示

　　大部分孕妈妈食欲开始慢慢好转，吃的食物分量也会慢慢增加。受到骨盆腔充血与黄体素持续旺盛分泌的影响，阴道的分泌物比平时略增多，而且会出现尿频，总有排不净尿的感觉。

# 孕3月（第9~12周）

## 胎宝宝成长发育

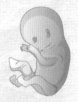

### 第9周

胎宝宝身长约 2.5 厘米，重 6 克。他的小尾巴已经消失，手指、脚趾、膝部、肘部已发育，可以称之为真正的胎宝宝了。

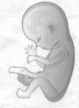

### 第10周

到本周末，胎宝宝身长会达到 4 厘米左右，重约 8 克，身体所有部分已初具规模，但还不能辨认性别，胎盘已经很成熟了。

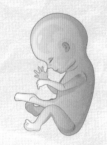

### 第11周

本周胎宝宝的所有器官都已发育，身长 4~6 厘米，胎重 14 克左右。胎宝宝许多细微之处开始表露，如手指甲、头发等，生殖器官也开始发育，骨骼细胞发育加快。

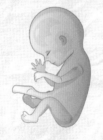

### 第12周

本周的胎宝宝，身长约 9 厘米，胎重约 23 克。大脑细胞迅速增殖，大脑体积越来越大，手脚能够活动，可以开始做吸吮、吞咽和踢腿的动作了。

这个月的胎宝宝，已经是个有模有样的"小人儿"了，基本的细胞结构已经形成，血液循环已开始建立，身体所有的部分都已初具规模，也能吸吮手指、吞咽和踢腿了。身体的其他细微之处也开始显现，很快就可以分清是男孩还是女孩了。

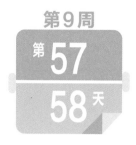

# 孕3月关键营养素

这个月需要适量补充镁和维生素 A，它们不仅对胎宝宝肌肉的健康至关重要，还有助于骨骼的正常发育。铁则是避免孕妈妈和胎宝宝贫血的必要物质。

## 镁

镁对胎宝宝肌肉的健康至关重要，还能帮助骨骼发育。最新研究表明，怀孕前三个月镁的摄取量，会影响到胎宝宝以后的身高、体重和头围大小。另外，镁对孕妈妈的子宫肌肉恢复也很有好处。

 绿叶蔬菜、坚果、黄豆、南瓜、甜瓜、香蕉、草莓、葵花子、全麦食品等

 牛奶花生酪 /p57、菠菜炒蛋 /p57

## 铁

孕妈妈怀孕后，血容量扩充，铁的需求量就会增加。缺铁除了容易导致贫血外，还易使身体体温调节不全、免疫力下降等。因此，孕妈妈应当在孕早期适量补充铁，大概每天摄入 20 毫克左右，要注意同时补充维生素 C，帮助铁的吸收。

 动物肝脏、鸡蛋黄、鸡肉、牛肉、香菇、木耳、菠菜、海带、樱桃等

 炒猪肝 /p65、菠菜猪肝粥 /p65

## 维生素 A

维生素 A 也叫视黄醇，可以促进胎宝宝视觉神经发育，促进视网膜光感细胞发育和成熟。另外，维生素 A 能保证胎儿肺部、胃肠道以及皮肤和骨骼的健康发育。孕早期胎宝宝自己还不能储存维生素 A，因此孕妈妈一定要及时通过膳食补充。

成年人每日所需维生素 A 为5000~6000 国际单位[①]，而孕妈妈需要的量要比常人多 20%~60%。

 甘薯、南瓜、菠菜、胡萝卜、芒果、鱼、蛋黄、牛奶、动物肝脏等

 枸杞鸭肝汤 /p53、胡萝卜牛肉丝 /p53

注① :1 国际单位维生素 A 相当于 0.3 微克。

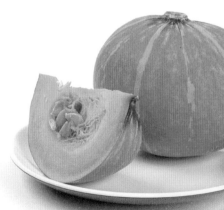

虽然还不能开合眼皮，但胎宝宝的眼肌开始慢慢形成

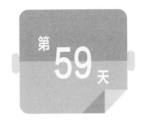

## 第59天

# 孕妈妈要和咖啡说再见

如果孕妈妈摄入过多的咖啡因，胎宝宝可能会出现低体重的问题，导致发育不良。另外，过高剂量的咖啡因有可能引发流产。

### 限制咖啡因的摄入

咖啡因是一种能够影响女性生理变化的物质，能够在一定程度上导致内分泌系统紊乱，影响胎宝宝健康。即便分娩后进入哺乳期，女性体内的咖啡因也会随着乳汁进入宝宝体内，对宝宝的健康留下隐患。

1杯240毫升的速溶咖啡，含有90~200毫克咖啡因；2杯480毫升的卡布奇诺，大约含有150毫克咖啡因。孕妈妈每天的咖啡因摄入量不要超过200毫克，摄入过量的咖啡因可能增加流产的风险。为了胎宝宝的健康，建议孕妈妈还是对咖啡说再见吧！

## 第60天

# 维生素不是越多越好

适当补充某些维生素会有利于胎宝宝的生长发育，但切记不可想当然地滥补。

### 维生素过量的危害

维生素A摄入过量会给胎宝宝带来致畸危险；过量服用维生素D，则可引起胎宝宝得高钙血症；孕期过量服用维生素补充剂会影响胎宝宝的生殖细胞发育；长期过量服用叶酸，则会干扰孕妈妈的锌代谢，影响胎宝宝发育。

使用维生素补充剂时需要咨询医生。

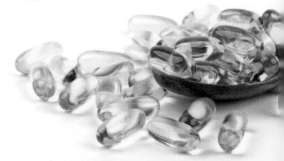

## 微量元素在于全和够

孕妈妈补充各种微量元素，注意全面和够量即可，不可随意增减用量或只补充其中的几种，要科学、全面、有量、有序地进行补充。

### 常见微量元素的每天摄入量

微量元素虽在营养素中所占的比例较少，但同样发挥着至关重要的作用。微量元素缺乏会导致新陈代谢紊乱，严重的可影响胎宝宝发育。

孕妈妈每日摄入的铁不能多于60毫克，应保持在28毫克左右。每日摄入的锌不能多于35毫克，保持在20毫克即可。

### 什么情况下考虑药补

只要在医生的建议下合理、正常饮食，一般不会营养不良，没有必要再额外地补充营养片剂，毕竟食补的效果大大好于药补，而且没有其他副作用。

如果孕妈妈胃口不好，妊娠反应强烈，可以在医生的指导下服用营养剂。孕早期，孕妈妈身体变化不明显，对营养的需要量也不特别大，不必过度进补。可以通过饮食合理搭配，摄入所需营养。

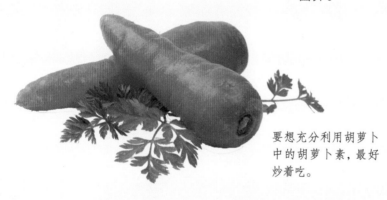

要想充分利用胡萝卜中的胡萝卜素，最好炒着吃。

**准爸爸这样做**

部分准爸爸也会出现"害喜"症，如出现厌食、疲倦、沮丧等症状。一方面是因为和孕妈妈感同身受，一方面是因为将要面临的家庭压力所致。即便这样，也要按时用餐，不可偏食挑食。

胎宝宝快速发育，需要的营养开始增加

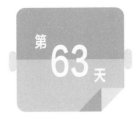

第 **63** 天

# 补充维生素 A，提高免疫力

动物肝脏、鱼肝油、奶类、蛋类及鱼卵是维生素 A 的最好来源。胡萝卜、红薯、苋菜含有类胡萝卜素，通过体内一些特殊酶的作用可以催化生成维生素 A。

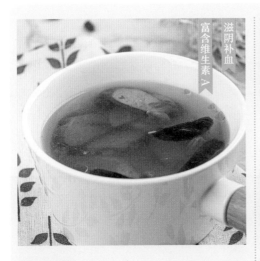

滋阴补血 富含维生素 A

**枸杞鸭肝汤**

原料：鸭肝 4 个，胡萝卜半根，蘑菇 50 克，枸杞子、姜片、料酒、盐各适量。

做法：

1. 鸭肝、胡萝卜、蘑菇分别洗净，切片。

2. 鸭肝片加入姜片、料酒，拌匀腌 10 分钟。

3. 锅中放水煮开，放鸭肝片、胡萝卜片、蘑菇片、枸杞子。煮至沸腾，转小火煮 10 分钟，出锅前加盐调味即可。

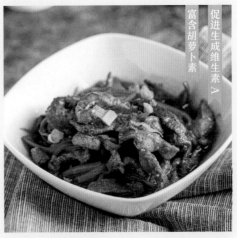

促进生成维生素 A 富含胡萝卜素

**胡萝卜牛肉丝**

原料：牛肉 150 克，胡萝卜 100 克，酱油、盐、水淀粉、葱花、姜末、油各适量。

做法：

1. 牛肉洗净、切丝，放入葱花、姜末、水淀粉和酱油腌 30 分钟。

2. 胡萝卜洗净、去皮、切丝。

3. 锅中倒油，将牛肉丝入锅炒熟，盛出备用。

4. 锅留底油烧热，放入胡萝卜丝，炒熟，再放入牛肉丝一起炒匀，加盐调味即可。

## 第10周

**第64**

**65天**

# 健康喝水，助力胎宝宝发育

孕妈妈的身体变化和胎宝宝的发育都需要水分的参与，相比怀孕前，孕期所需要的水更多，孕妈妈要有意识地多喝水。但怎么喝、什么时候喝，都有讲究。

### 多喝水对胎宝宝发育很有必要

水参与孕妈妈体内营养物质的运输，通过血液把营养带给胎宝宝，同时带走胎宝宝和孕妈妈自身的代谢物。

膀胱感染在怀孕期间是很常见的。多喝水，尿液会保持较低的浓度，减少感染风险。水还可以改善便秘，并有助于防止痔疮。

喝足够的水能防止脱水，这在孕晚期尤为重要，脱水能引起宫缩，严重时可导致早产。

### 这样喝水才健康

每天8杯水：一般孕妈妈每天可喝1.5~2升水，通常不超过2升，孕晚期以1升以内为宜。

早晨一杯新鲜水：早饭前30分钟，以小口慢喝的方式喝200毫升温水，可以湿润胃肠，刺激肠胃蠕动，有利于定时排便。

不渴也要常喝水：口渴了，说明体内水分已经失衡，体内细胞脱水已经到了一定程度。孕妈妈喝水无需定时，次数不限。

反复煮沸或久沸的水不能喝：反复煮沸的水，水中的亚硝酸盐以及砷等有害物质的浓度相对增加。

最好不喝在热水瓶中贮存超过24小时的开水。

**准爸爸这样做**

准爸爸每天清晨在孕妈妈起床后端上一杯温开水，帮助唤醒孕妈妈的肠胃。在孕妈妈需要出门的时候，装好一瓶温度适宜的热水或蔬果汁，协助孕妈妈及时有效地补充水分。

胎宝宝身体的所有部分已初具规模

| 1 | 2 | 3 | 4 | 5 | 6 | 7 | 8 | 9 | 10 | 11 | 12 | 13 | 14 | 15 | 16 | 17 | 18 | 19 |
|---|---|---|---|---|---|---|---|---|---|---|---|---|---|---|---|---|---|---|

孕1月　　　　孕2月　　　　孕3月　　　　孕4月　　　　孕5月

## 第 66 67 天

# 不宜吃熏制或腌制类食物

腌制食品中含有可引起胎宝宝发育畸形的亚硝胺,这类食品营养既不丰富,也不新鲜,容易滋生细菌,可能会影响孕妈妈和胎宝宝的健康。

## 熏制食品多含化学致癌物

熏制食品时,会产生多环芳烃类化合物,附着在肉食上。这种芳烃类化合物含有苯并芘,是一种化学致癌物,已证实与胃癌发病率有关。

研究显示,3,4-苯并芘在烟熏食品中的含量是新鲜食品的 60 倍。在家庭烹饪时,油烟中就含有苯并芘;肉类食物加热烧焦时,也能产生苯并芘,这是由高温引起食物中各成分的热解所致。

## 腌制食品多含亚硝酸盐

腌制类食品中有较多的硝酸盐、亚硝酸盐和二级胺,这些物质在胃内易合成致癌物质亚硝胺。长期食用腌制食品,亚硝胺反复刺激消化道,可能提高食管癌、胃癌的发生率。

## 不可食用发霉的食物

食物发霉后会产生多种有害菌,其中的黄曲霉素与肝癌的发生有关。孕妈妈食用这类食品对自身有潜在危害,还可能影响到胎宝宝。

孕早期食欲差,应注意调节食物的色、香、味,不应靠吃腊肠、熏鱼等腌制、熏制食品或较咸的菜肴来调节胃口。要增加食欲,可以多吃新鲜的水果、蔬菜及酸奶、烤面包等。

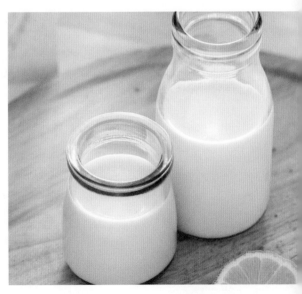

有乳糖不耐症的孕妈妈,可以用酸奶代替牛奶补钙。

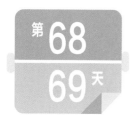

# 第68、69天

# 多吃抗辐射的食物

在工作和生活当中，电脑、电视、空调等各种电器都能产生辐射，长期接触可能影响胎宝宝健康，需要通过合理的饮食降低辐射对人体的伤害。

## 五类抗辐射食物

### 红色水果

番茄、西瓜、葡萄柚等红色水果含有丰富的番茄红素。番茄红素是迄今为止所发现的抗氧化能力最强的类胡萝卜素，具有极强的清除自由基的能力，可抗辐射、提高免疫力、延缓衰老等。

### 十字花科蔬菜

十字花科蔬菜，比如小白菜、白菜、芥蓝等都富含维生素E。维生素E具有抗氧化活性，可以减轻电脑辐射导致的过氧化反应，从而减轻辐射对皮肤的损害。

### 绿茶

绿茶中的多糖类物质有抗辐射的作用，能降低辐射对身体的危害。但孕妈妈要少喝浓茶，以免影响对铁的吸收。

### 海带

海带是放射性物质的"克星"，它含有一种称作海带胶质的物质，可加速将侵入人体的放射性物质从肠道排出，孕妈妈可适当多食。

## 富含维生素A和胡萝卜素的蔬菜

西蓝花、胡萝卜、菠菜等富含维生素A和胡萝卜素，在人体内能合成视紫红质，使眼睛在暗光下看东西更清楚。既有助于抵抗电脑辐射的危害，还能保护视力。

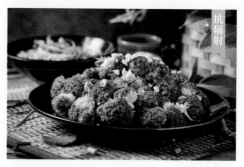

抗辐射

**蒜香西蓝花**

原料：西蓝花200克，蒜、白糖、盐、香油各适量。

做法：

1. 西蓝花洗净，切块；蒜切末。

2. 水烧开，放入西蓝花，焯至熟透，捞出沥干。

3. 将蒜末、白糖、盐放在一个小碗中，浇入香油，拌成调味汁，将调味汁和西蓝花拌匀即可。

胎宝宝神经细胞呈几何级数增长

| 1 | 2 | 3 | 4 | 5 | 6 | 7 | 8 | 9 | 10 | 11 | 12 | 13 | 14 | 15 | 16 | 17 | 18 | 19 |
|---|---|---|---|---|---|---|---|---|---|---|---|---|---|---|---|---|---|---|
| 孕1月 | | | | 孕2月 | | | | 孕3月 | | | | 孕4月 | | | | 孕5月 | | |

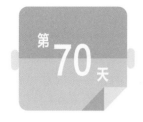

# 适当补镁，宝宝更强壮

镁不仅对胎宝宝肌肉的健康至关重要，而且有助于骨骼的正常发育。孕早期摄取的镁的数量关系到新生儿身高、体重和头围的发育。

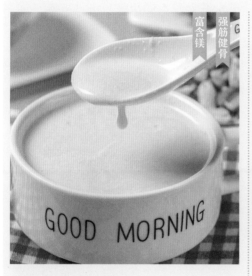

富含镁 强筋健骨

## 牛奶花生酪

原料：花生仁、糯米各 30 克，牛奶、冰糖各适量。

做法：

1. 花生仁和糯米洗净，浸泡 2 小时。

2. 花生剥去红衣后和糯米一起放入豆浆机中，加入适量牛奶制成牛奶花生米浆。

3. 倒出牛奶花生米浆，去渣，倒入煮锅中。

4. 锅中加冰糖，煮开即可。

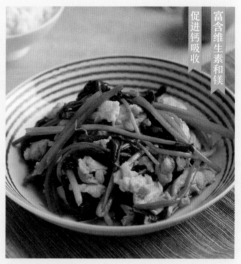

富含维生素和镁 促进钙吸收

## 菠菜炒蛋

原料：菠菜 200 克，鸡蛋 2 个，盐、油各适量。

做法：

1. 菠菜洗净，切段，入沸水焯一下，沥干；鸡蛋打散，搅拌成鸡蛋液。

2. 锅内倒油，油热下鸡蛋翻炒至八成熟，盛出。

3. 锅内留底油，下菠菜段翻炒 2 分钟，再加入鸡蛋，翻炒至熟透。

4. 最后加盐调味即可。

## 第11周

**第71 72天**

# 每天一把坚果好处多

坚果含有胎宝宝大脑发育所需的营养成分脂类（不饱和脂肪酸），还含有多种重要的氨基酸，这些氨基酸都是构成脑神经细胞的主要成分。

## 花生

花生中的蛋白质含量高达 30% 左右，其营养价值可与鸡蛋、牛奶、瘦肉等媲美，而且易被人体吸收。此外，花生皮还有补血的功效。

## 瓜子

南瓜子可以防治肾结石；西瓜子性味甘寒，具有利肺、润肠、止血、健胃等功效；葵花子所含的不饱和脂肪酸能起到降低胆固醇的作用。

## 核桃

补脑、健脑是核桃的第一大功效，其含有的磷脂具有增强细胞活力的作用，能增强机体抵抗力，并可促进造血和伤口愈合，此外，核桃仁还有镇咳平喘的作用。孕期每天坚持吃 3 个核桃，对于胎宝宝大脑发育十分有帮助。

## 松子

松子含有丰富的维生素 A 和维生素 E，以及人体必需的脂肪酸、油酸、亚油酸和亚麻酸，还含有其他植物所没有的皮诺敛酸，它不但具有益寿养颜、祛病强身之功效，还具有防癌、抗癌的作用。

## 杏仁

杏仁有降气、止咳、平喘、润肠通便的功效，对于预防孕期便秘很有好处。但是苦杏仁有毒，要注意选择经过了加工的甜杏仁，且不宜多食。如果孕妈妈不喜欢吃纯杏仁，可以尝试食用带杏仁的饼干。

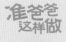

**准爸爸这样做**

准爸爸可以亲自为孕妈妈准备每日坚果，挑选有营养的坚果，也可以适当加入一些水果干，每天按相同的分量包装成小袋，放入孕妈妈包内，每日提醒孕妈妈按时食用。

*有的孕妈妈会有嗜睡现象，这是正常的*

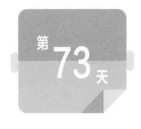

第73天

## 高糖分水果不宜多吃

水果香甜可口，孕妈妈适量食用可以补充营养和水分。但是，部分水果含糖量高，有妊娠糖尿病的孕妈妈食用时需要格外注意。

### 水果富含多种营养素

水果含有人体需要的多种维生素，特别是含有丰富的维生素C，可增强人体抵抗力；水果中丰富的葡萄糖、果糖、蔗糖，能直接被人体吸收，产生热能；丰富的有机酸有助于消化；矿物质可以维持体内的酸碱平衡；膳食纤维则能起到促进肠蠕动的作用，能防止便秘。

### 高糖分水果不宜多吃

有些水果糖分很高，如荔枝、西瓜、枣、桂圆等，吃太多会摄入过量糖分。由于孕妈妈的内分泌系统发生了生理性变化，体内胰岛素相对不足，对血糖的稳定作用下降，容易发生妊娠糖尿病，而妊娠糖尿病是引发流产和早产的一个重要原因。因此，孕妈妈不要过量食用高糖分水果，胎动不安和胎漏下血的孕妈妈要忌吃。

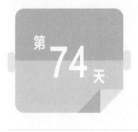

第74天

## 不要贪吃冷饮

怀孕期间由于有内热，很多孕妈妈喜吃冷饮，但是这样对身体是不利的，应该有意识地控制一下。

### 易引起腹痛

怀孕期间，胃肠对冷热的刺激非常敏感。多吃冷饮能使胃肠血管突然收缩，胃液分泌减少，消化功能降低，从而引起食欲缺乏、消化不良、腹泻，甚至引起胃部痉挛，出现剧烈腹痛的现象。

此外，胎宝宝也会受到一定影响。腹中胎宝宝对冷的刺激也很敏感。当孕妈妈喝冷水或者吃冷饮时，胎宝宝会在子宫内躁动不安，胎动会变得频繁。因此，孕妈妈吃冷饮一定要有节制，切不可因贪吃冷饮而影响自身的健康和引起胎宝宝的不安。

| 22 | 23 | 24 | 25 | 26 | 27 | 28 | 29 | 30 | 31 | 32 | 33 | 34 | 35 | 36 | 37 | 38 | 39 | 40 |
|----|----|----|----|----|----|----|----|----|----|----|----|----|----|----|----|----|----|----|

孕6月　　　　　孕7月　　　　　孕8月　　　　　孕9月　　　　　孕10月

## 孕期饮食四大误区

有些孕妈妈在孕前有偏食的习惯，等到怀孕后往往只吃自己喜欢吃的食物。偏食会使营养摄入不合理，从而影响胎宝宝的正常发育。

### 误区一：不吃主食

有些孕妈妈在孕前为保持体形而很少摄入主食，这种做法在孕期是很有危害性的。主食能为孕妈妈带来所需要的大部分能量，放弃主食将使母体缺乏能量，容易引发胎宝宝发育缓慢。

### 误区二：过度摄入动物性食物

有些孕妈妈为了保证胎宝宝的营养而拼命摄入大量的动物性食物，每天每餐都要吃超量的鸡鸭鱼肉，同时炒菜用很多油脂，这将大大超过身体的需要而囤积为脂肪，结果孕妈妈体重猛长，还可能给胎宝宝的发育带来负面影响。

### 误区三：只吃水果蔬菜

有些孕妈妈担心发胖，日日与蔬菜、水果为伴，很少吃其他食物，导致蛋白质摄入量缺乏，严重时可引发胎宝宝生长缓慢、发育迟缓等。

### 误区四：过度进食坚果

有些孕妈妈每天都吃大量的坚果，认为大量补充必需的脂肪酸和优质蛋白质有助于胎宝宝的大脑发育。但过多的坚果类食物含有极高的热量和脂肪，这将影响其他营养素的吸收。

很多口味重并且香味浓郁的坚果，在加工的时候添加了大量的香精与糖精等物质，这样的坚果也不要选择食用。

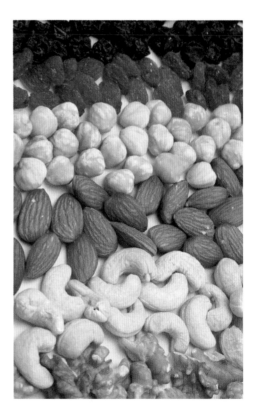

孕妈妈要少食多餐，饭后不要马上躺下

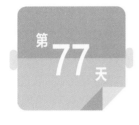

第 **77** 天

# 营养开胃菜

"什么都不想吃",大概是每个孕妈妈在这个阶段的共同感受,下面这两道家常菜,既好吃又好做,孕妈妈不妨尝试一下,看看胃口是不是有所改善。

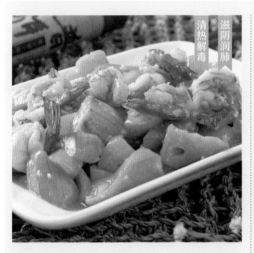

清热解毒 滋阴润肺

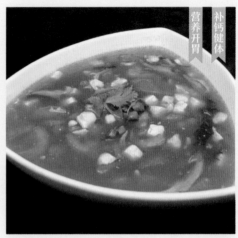

营养开胃 补钙健体

## 丝瓜虾仁

原料:丝瓜 150 克,虾仁 100 克,生抽、水淀粉、葱、姜、盐、油各适量。

做法:

1. 虾仁除去虾线,用盐抓洗,冲净沥干,用生抽、水淀粉、盐腌 5 分钟。

2. 丝瓜洗净、切块;葱切段;姜切片。

3. 油锅烧热,将虾仁过油,盛出。

4. 锅内留底油,用葱段、姜片爆香,放入丝瓜块,炒至发软。

5. 放入虾仁翻炒,加盐调味即可。

## 番茄炖豆腐

原料:豆腐 200 克,番茄 1 个,香菇碎、木耳碎、酱油、盐、香菜末、油各适量。

做法:

1. 开水焯烫番茄,去皮,切成片;豆腐切块。

2. 锅内放油,油热放入番茄块,快速翻炒后,转小火炖出汤汁。

3. 把豆腐块、香菇碎和木耳碎放入锅内,加适量酱油、盐,翻炒至豆腐熟透,出锅前撒上香菜末即可。

## 第12周

**第78 79天**

# 多吃粗粮好处多

提高日常饮食质量，并不意味着只吃精制的细粮，而忽略粗粮。粗粮同样富含多种营养素，具有很好的食疗作用。

## 玉米

粗粮中的黄玉米含有丰富的不饱和脂肪酸、碳水化合物、蛋白质、胡萝卜素、矿物质等多种营养成分，这些都对孕妈妈的身体和胎宝宝的发育有助益作用。

玉米中富含胶质蛋白、球蛋白、白蛋白及维生素A，孕妈妈经常吃玉米，不仅对皮肤有好处，还能促进胎宝宝大脑发育。并且，玉米中含有较多的膳食纤维，食后宽肠，有利于消除便秘。

## 红薯

红薯富含钙、铁等矿物质，而且其所含有的氨基酸、维生素A、B族维生素、维生素C都要高于精制细粮。

红薯中富含维生素E，常吃对保持皮肤细嫩、延缓衰老有功效。同时含有大量的黏蛋白，有促进健康、防止疲劳、使人精力充沛的作用。

## 糙米

每100克糙米胚芽就含有3克蛋白质，1.2克脂肪，50毫克维生素A，1.8克维生素E以及锌、铁，这些营养素都是孕妈妈每天都要摄取的。

全面摄取营养，胎宝宝才会长得更聪明、更漂亮。

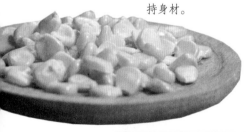

粗粮有助于孕妈妈维持身材。

**准爸爸这样做**

玉米和红薯等可以作为孕妈妈正餐之间的加餐，既能帮孕妈妈补充营养，还能促进消化。另外，做粥的时候也可以放一些红薯，调剂粥的口感，给孕妈妈不一样的味觉感受。

胎宝宝的大脑细胞迅速增殖

| 1 | 2 | 3 | 4 | 5 | 6 | 7 | 8 | 9 | 10 | 11 | 12 | 13 | 14 | 15 | 16 | 17 | 18 | 19 |
|---|---|---|---|---|---|---|---|---|----|----|----|----|----|----|----|----|----|----|
| 孕1月 | | | | 孕2月 | | | | 孕3月 | | | | 孕4月 | | | | 孕5月 | | |

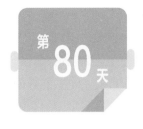

## 调节饮食预防过敏

很多孕妈妈在孕期会发生过敏现象或以前的过敏症状更为严重。这是由于怀孕带来的生理变化，生产后会逐渐恢复正常。怀孕期间可通过饮食调节预防或改善过敏。

### 多吃富含维生素的食物

鸡蛋、牛奶、豆制品、海产品都是容易引起过敏的食物，多吃富含维生素C、维生素E、B族维生素的食物，同时多饮水，可以有效地预防过敏。孕妈妈还可以通过食用蜂蜜、红枣、金针菇、胡萝卜等食物起到抗过敏的作用。

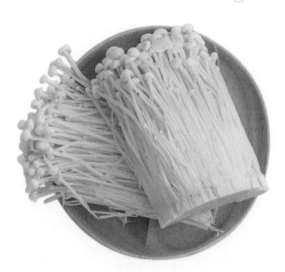

## 有保胎作用的食物

孕期的前12周是胎宝宝成长的关键期，要做好保胎工作。维生素E、维生素C及叶酸等营养元素，都能够帮助孕妈妈达到呵护胎宝宝的目的。

### 推荐保胎食物

孕期保胎食物主要是指营养全面均衡、搭配合理、营养丰富的食物。孕妈妈摄入营养不足，有可能使胎宝宝半途夭折或引发早产、先天畸形等。

海参、玉米、葵花子、芥菜、苹果等营养丰富，是孕期保胎佳品，孕妈妈可以经常食用。红薯中含有丰富的膳食纤维，可预防孕期便秘；糯米富含膳食纤维及B族维生素，孕早期食用，有助于缓解孕吐。

| 22 | 23 | 24 | 25 | 26 | 27 | 28 | 29 | 30 | 31 | 32 | 33 | 34 | 35 | 36 | 37 | 38 | 39 | 40 |
|----|----|----|----|----|----|----|----|----|----|----|----|----|----|----|----|----|----|----|

孕6月　　　　孕7月　　　　孕8月　　　　孕9月　　　　孕10月

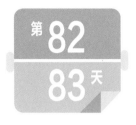

# 这些食物要少吃

第82 83天

孕期的饮食关系到孕妈妈与胎宝宝的身心健康，要特别注意，有些食物如果摄入不当，会引起不良反应。

## 辛辣食物

辣椒、胡椒、花椒等调味品，刺激性较大，多食可能引起便秘。孕妈妈如果大量食用这类食物，会出现消化功能障碍。

## 过多的糖

糖在人体内的代谢会消耗钙，如果孕妈妈钙的摄入缺乏，又嗜吃甜食，会影响胎宝宝牙齿、骨骼的发育。另外，摄入过多的糖也很容易让孕妈妈超重，并易导致妊娠糖尿病。

## 味精

味精的成分是谷氨酸钠，进食过多可影响锌的吸收。怀孕时过多摄入味精也不利于胎宝宝神经系统的发育。

## 人参、桂圆

中医认为孕妈妈多数阴血偏虚，食用人参会引起气盛阴耗，加重早孕反应、水肿和高血压等症状。桂圆辛温助阳，孕妈妈过多食用后易动胎气。

## 含明矾的油条

一些不正规的早点摊在制作油条时会加入一定量的明矾。明矾中含大量的铝，这种油条吃得过多，会导致铝在体内大量蓄积，又通过胎盘侵入胎宝宝的大脑，影响大脑发育。孕妈妈想吃油条，应选择不含明矾的健康油条。

孕期进补人参需遵医嘱。

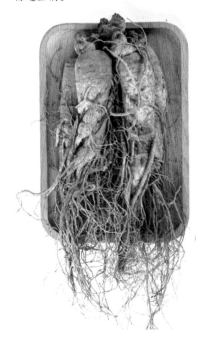

每天补充200毫克DHA，有助胎宝宝大脑发育

**第84天**

# 每周吃2次猪肝，补铁又健康

猪肝含铁量比较高，孕期吃猪肝能起到补血的作用，从而预防缺铁性贫血，对胎宝宝的生长发育也有帮助。但要注意控制摄入量，每周2次比较合适。

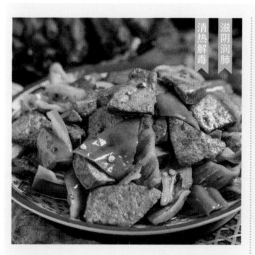

清热解毒　滋阴润肺

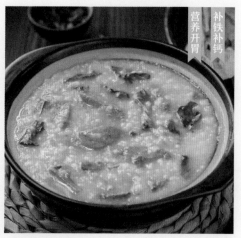

营养开胃　补铁补钙

## 炒猪肝

原料：猪肝200克，尖椒50克，葱段、姜片、生抽、料酒、盐、淀粉、油各适量。

做法：

1. 猪肝洗净，用清水浸泡10分钟，切薄片，加生抽、料酒、淀粉抓匀腌制。

2. 尖椒洗净，切片。

3. 锅中倒油，油热倒入猪肝，快速翻炒至变色，放入葱段、姜片煸香。

4. 倒入尖椒翻炒均匀至熟透，加盐调味即可。

## 菠菜猪肝粥

原料：猪肝100克，菠菜、大米各50克。

做法：

1. 大米淘洗干净，清水浸泡30分钟；猪肝洗净、切条，入开水焯烫，沥干。

2. 菠菜洗净，切段，焯水，沥干。

3. 锅里加适量水，放入泡好的大米，大火煮开，转小火熬至米粒熟软。

4. 加入猪肝、菠菜煮至软烂即可。

| 22 | 23 | 24 | 25 | 26 | 27 | 28 | 29 | 30 | 31 | 32 | 33 | 34 | 35 | 36 | 37 | 38 | 39 | 40 |
|----|----|----|----|----|----|----|----|----|----|----|----|----|----|----|----|----|----|----|

孕6月　　　　　孕7月　　　　　孕8月　　　　　孕9月　　　　　孕10月

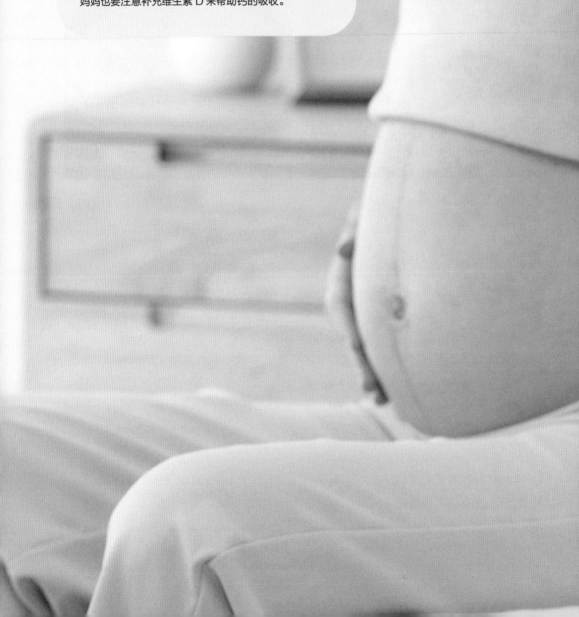

### 孕妈妈营养提示

　　这个月是胎宝宝长牙根的时期，对钙的需求量增加，豆腐、西蓝花和奶制品等都是很好的钙质来源，同时，孕妈妈也要注意补充维生素 D 来帮助钙的吸收。

# 孕4月（第13~16周）

## 胎宝宝成长发育

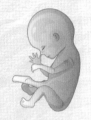

### 第13周

胎宝宝身长7.5~9厘米，胎重约20克，头部占了身长的一半。手掌可以握紧，脚趾与脚底可以弯曲。

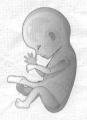

### 第14周

胎宝宝身长7.5~10厘米，体重约35克。小牙已经在牙床上形成，指纹初显，会皱眉、做鬼脸，头发也渐渐长出。

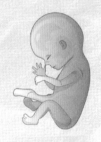

### 第15周

胎宝宝身长12厘米左右，重约50克。此时的胎宝宝开始长眉毛了，手指甲完全形成，可能已经开始吸吮手指了。

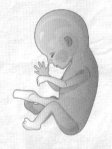

### 第16周

胎宝宝身长12~16厘米，体重约150克，胎宝宝皮肤渐渐变厚不再透明。

到这个月末，可以借助仪器听到胎心音了；胎宝宝肺脏功能基本完成，胸部能做有规律的收缩运动，胃肠道的功能充分发育，不但可以吸收水分，还可以将吸收不了的物质运往大肠；四肢关节已经形成，手指可以紧握；胎盘发育完成，血液中某些抗体的浓度达到一定水平。

**第13周**

**第 85**

**86 天**

# 孕 4 月关键营养素

现在孕妈妈必须加强补钙，因为胎宝宝进入了骨骼发育高峰期，骨骼、牙齿对钙质的摄取极为迫切。同时孕妈妈也要补充维生素 D，来帮助钙的吸收。

## 钙

随着胎宝宝的成长，孕妈妈对钙的需求量也不断增加。孕早期建议每天补充钙元素 800 毫克；到了孕中期，每天补充 1000 毫克钙元素；到了孕晚期，每天补充 1200 毫克的钙质。

鲜奶、酸奶及各种乳制品里含有大量的钙，也有较高的吸收率，孕妈妈每天喝两杯牛奶，就能获得足够的钙质，同时要多晒太阳，以促进钙的吸收。

如果仅从食物中摄取满足不了钙质的需求，可以咨询医生，选择适合孕期服用的钙剂。

**食物来源** 海产品、牛奶、奶制品、芝麻酱、鸡蛋、豆腐等

**推荐食谱** 虾皮炒鸡蛋 /p71、蔬菜虾饺 /p71

## 维生素 D

维生素 D 是一种脂溶性维生素，可以促进人体生长和骨骼钙化，促进牙齿健康。孕妈妈缺乏维生素 D，可能会出现骨质软化、胎宝宝骨骼钙化不良等情况。

孕早期孕妈妈摄入维生素 D 的量为每日 5 微克，孕中期和孕晚期每日 10 微克，最高不超过每日 20 微克。孕妈妈最好每天进行一两个小时的户外活动，通过晒太阳来补充维生素 D。

**食物来源** 鱼肝油、深海鱼、动物肝脏、鸡蛋黄等

**推荐食谱** 炒猪肝 /p65、菠菜猪肝粥 /p65

**准爸爸这样做**

准爸爸要多学几道菜肴的做法，来满足妻子不断提高的食欲。尤其要提醒妻子补钙，睡前一杯热牛奶不仅达到补充钙质的目的，还能起到安眠的作用。或陪妻子常到户外晒晒太阳，促进钙的吸收。

**在胎宝宝视觉萌发的关键期，要给予充足的营养**

| 1 | 2 | 3 | 4 | 5 | 6 | 7 | 8 | 9 | 10 | 11 | 12 | 13 | 14 | 15 | 16 | 17 | 18 | 19 |
|---|---|---|---|---|---|---|---|---|----|----|----|----|----|----|----|----|----|----|
| 孕1月 | | | | 孕2月 | | | | 孕3月 | | | | 孕4月 | | | | 孕5月 | | |

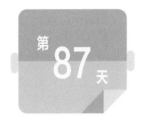

# 胃口提升，全面摄入营养

孕 4 月已进入孕中期，孕妈妈的孕吐症状减轻，可以解放自己，全面地摄取各种营养，吃各种平时喜欢吃而在孕早期没胃口吃的食物。

## 注重营养多样化

对孕妈妈而言，再好吃、再有营养的食物都不要一次吃得过多、过饱，以免造成胃胀或其他不适。一连几天大量食用同一种食物也是不可取的，会导致营养摄入的单一化，不利于胎宝宝健康成长。

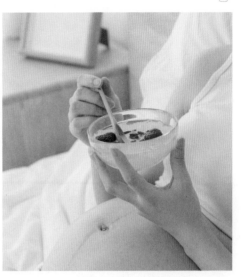

定制菜谱让孕妈妈的饮食营养又规律。

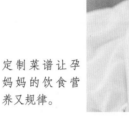

# 并非吃得越多对胎宝宝越好

孕中期既要满足孕期生理性的热量增加，又要保证胎宝宝生长发育的营养需要，可谓"一人吃两人补"，但补充营养并不是多多益善。

## 营养过剩的危害

如果孕妈妈营养过剩，不但会危害自身的健康，也会影响到腹中的胎宝宝。比如，摄入过多的碳水化合物、脂肪等，会使体内的胰岛细胞超负荷工作，发生妊娠期糖尿病的概率将增大。

此外，孕期营养过剩更容易产生巨大儿。巨大儿不仅不利于顺产，出生后还容易出现低血钙、红细胞增多症等合并症，也为宝宝成年后肥胖、糖代谢异常、高血压等疾病埋下隐患。

## 第89天

# 补钙的好方法是喝牛奶

孕妈妈要补钙，一方面是满足自身的需要，另一方面是源源不断地为胎宝宝的生长发育输入营养，喝牛奶就是一个好方法。

### 每天至少一杯热牛奶

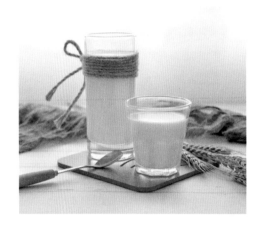

每100毫升牛奶中约含有100毫克钙，而且很容易被吸收。牛奶中的磷、钾、镁等多种矿物质和氨基酸的比例也十分合理。每天喝500毫升牛奶，就能满足身体所需。

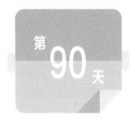

## 第90天

# 选择适合自己的孕妇奶粉

孕妇奶粉是根据孕期特殊的生理需要而特别配制的，其中的钙元素是普通牛奶的3.5倍，还含有丰富的维生素A、维生素D等营养素。

### 宜用孕妇奶粉补充营养

孕妇奶粉是在牛奶的基础上，进一步添加孕期所需要的营养素制成的。这些营养素包括叶酸、铁、钙、DHA等，可以满足孕妈妈的营养需要。有的孕妈妈不喜欢喝牛奶，体重增长缓慢，可以每天冲调一两杯孕妇奶粉来补充营养。

### 喝孕妇奶粉有宜忌

孕妈妈不能既喝孕妇奶粉，又喝普通的牛奶、酸奶，这样会增加肾脏负担，也影响其他食物的摄入。

挑选孕妇奶粉的时候要看厂家、挑口味、看保质期，最好选择大厂家的品牌。要仔细查看营养素成分表，看是否满足孕妈妈的需要。

食物变得越来越有吸引力，身体活力也在恢复

| 1 | 2 | 3 | 4 | 5 | 6 | 7 | 8 | 9 | 10 | 11 | 12 | 13 | 14 | 15 | 16 | 17 | 18 | 19 |
|---|---|---|---|---|---|---|---|---|----|----|----|----|----|----|----|----|----|----|
| 孕1月 | | | | 孕2月 | | | | 孕3月 | | | | 孕4月 | | | | 孕5月 | | |

# 美味又补钙的食谱推荐

第 **91** 天

怀孕期间，孕妈妈体内的钙质会大量流失，用于保证胎宝宝的骨骼发育。流失的钙质没及时得到补充，就会出现骨质疏松、腿抽筋等状况。

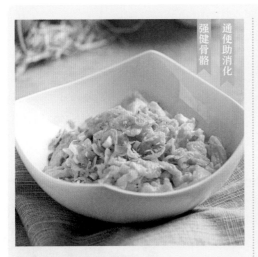

通便助消化
强健骨骼

## 虾皮炒鸡蛋

原料：鸡蛋 2 个，虾皮 80 克，葱花、盐、油各适量。

做法：

1. 将鸡蛋打成蛋液，热锅下油，倒入蛋液炒至八成熟。

2. 加入虾皮，炒至虾皮微黄。

3. 出锅前加入葱花翻炒，加盐调味，盛出即可。

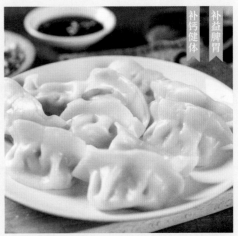

补钙健体
补益脾胃

## 蔬菜虾饺

原料：饺子皮 25 张，猪肉 150 克，香菇 3 朵，虾 5 只，玉米粒、胡萝卜各 50 克，盐、五香粉各适量。

做法：

1. 胡萝卜洗净，切小丁；香菇洗净、泡发后切小丁；虾去壳、去虾线，切丁。

2. 将猪肉和胡萝卜一起剁碎，放入香菇丁、虾丁、玉米粒，搅拌均匀，制成馅料。

3. 馅料内放入盐、五香粉、泡香菇的水，制成肉馅。

4. 饺子皮包上肉馅，入水煮熟即可。

## 第14周

# 定期量体重，营养不过剩

孕妈妈可以每周测量体重，观察体重变化，及时调整饮食结构，避免孕期过重，对母子的健康及产后恢复产生负面影响。

## 整个孕期体重的变化范围

怀孕期间，孕妈妈的体重增加多少算是合理呢？正常情况下，孕早期，孕妈妈的体重会增加 1~2 千克；三个月以后，每周会增加 0.35~0.4 千克；胎宝宝快要出生的时候，孕妈妈的体重会比孕前增加 10~13 千克。

孕期体重增加的正常范围是11~15 千克，但这只适用于孕前基础体重正常的单胞胎孕妈妈。如果孕妈妈体重不在合理范围内，要及时寻求医生的指导，调整饮食结构。

## 控制高脂、高糖、高热量食物摄入

到了孕中期，胎宝宝在迅速成长，孕妈妈的体重也在迅速增长，一不小心，孕妈妈的体重就有可能超标，还有可能患妊娠高血压、妊娠糖尿病等。过多的热量摄入还可能导致巨大儿的产生，在生产时造成困难。

因此，建议孕妈妈每周量一次体重，发现体重增长过快时，要减少高脂、高糖、高热量食物的摄入，主食要注意米面、杂粮合理搭配，食谱要注意荤素搭配。

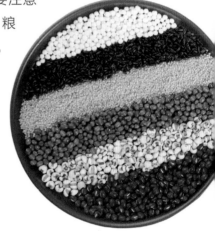

**准爸爸这样做**

监督孕妈妈一个星期称一次体重，每月增加不超过 500 克。在孕早期由于孕吐，体重没有增加或反而减少的孕妈妈，即使每个月体重增加1千克也没有关系。

有的孕妈妈会出现消化不良，产生胃胀

| 1 | 2 | 3 | 4 | 5 | 6 | 7 | 8 | 9 | 10 | 11 | 12 | 13 | **14** | 15 | 16 | 17 | 18 | 19 |
|---|---|---|---|---|---|---|---|---|---|---|---|---|---|---|---|---|---|---|
| 孕1月 | | | | 孕2月 | | | | 孕3月 | | | | 孕4月 | | | | 孕5月 | | |

# 油炸食物对身体的不利影响

油炸食物虽然好吃，但是较难消化吸收，而且大多数油炸食物都不太健康，孕妈妈最好少吃，否则容易引起上火、咽喉肿痛、便秘。

## 油炸食物营养价值低

油炸食物都是在高温下制作的，脂肪渐渐被氧化，食用油经反复加热、煮沸，油可变质，并含有毒物质。在高温加工过程中，还会不同程度地破坏食物中的蛋白质及维生素，使其营养价值降低。

## 有患妊娠糖尿病风险

有研究发现，油炸食物与妊娠糖尿病的风险相关，怀孕期间常食用油炸食物的女性，患妊娠糖尿病的风险较高。所以，孕妈妈应限制油炸食物摄入量。

## 有致畸的可能

研究发现，油炸肉类中的核糖与大多数氨基酸在加工分解时，会产生某种致基因突变物质。在孕期胎宝宝器官系统分化的关键时期，这些物质可能诱发胎宝宝先天畸形。

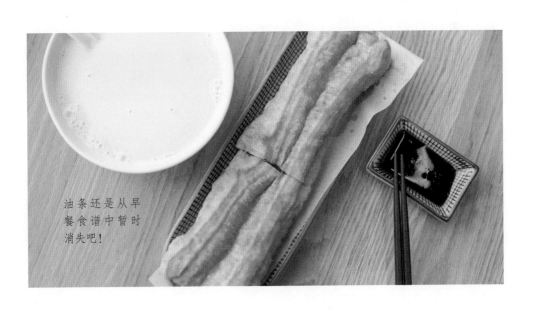

油条还是从早餐食谱中暂时消失吧！

# 吃火锅有宜忌

**第96天**

火锅原料大多为羊肉、牛肉和鱼肉等,在这些肉片中,可能含有弓形虫的虫卵、幼虫,或者其他寄生虫,这些通过肉眼是发现不了的。

## 孕妈妈吃火锅要注意

人们吃火锅时,习惯烫一下就吃,短暂的热烫并不能杀死幼虫及虫卵,进食后可能会造成弓形虫感染,所以孕妈妈一定要警惕。

就拿羊肉来说,60%的羊体内含有弓形虫,如果仅仅是放到热汤中过一下就立刻进食,那么肉片中还未被杀死的弓形虫幼虫就会随着血液侵害母体和胎儿。病发后,孕妈妈只有类似流感的情况发生,可是对于胎宝宝来说,弓形虫却会侵害他的脑部。

# 摄入足够的热量

**第97天**

如果孕期热量供应不足,就会动用母体贮存的糖原和脂肪,会因此导致孕妈妈消瘦、精神不振、体温过低、抵抗力下降等。因此,保证孕期热量的供应很重要。

## 热量主要来源

葡萄糖在体内发生氧化反应会释放出热量,是胎宝宝代谢必需的能量来源。由于胎宝宝消耗孕妈妈葡萄糖较多,当孕妈妈葡萄糖供应不足时,易引起酮血症,继而影响胎宝宝智力发育,也会使出生宝宝体重下降。

因此,孕妈妈应摄入足够的热量,重视碳水化合物类食物的摄入,以保持血糖的正常水平。热量的主要来源是产热营养素,即蛋白质、脂肪和碳水化合物,主要存在于肉蛋奶、各种粮食中。

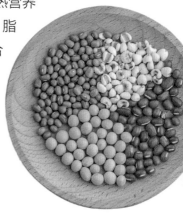

适量的淀粉是胎宝宝生长发育的动力源

# 好吃不胖的热量来源——牛肉

牛肉的营养价值高，富含人体所需的多种必需氨基酸以及维生素 $B_1$、维生素 $B_2$。孕妈妈适量摄入可以补充体力。

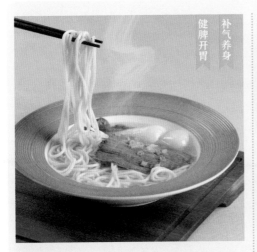

补气养身 健脾开胃

## 牛肉面

**原料:** 熟牛肉 100 克, 面条 200 克, 小油菜 1 棵, 牛肉汤、香菜末、盐各适量。

**做法:**

1. 熟牛肉切成片; 小油菜择洗净。

2. 将牛肉汤倒入锅中, 加盐, 放入面条、小油菜煮熟。

3. 将面条、小油菜和牛肉汤一起盛出, 放入牛肉片, 撒上香菜末即可。

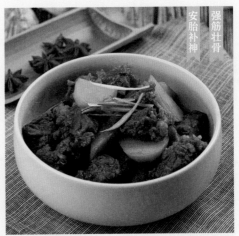

强筋壮骨 安胎补神

## 土豆烧牛肉

**原料:** 牛肉 200 克, 土豆 100 克, 盐、葱段、姜片、油各适量。

**做法:**

1. 土豆洗净、去皮, 切块。

2. 牛肉洗净, 切滚刀块, 放入沸水锅中焯透, 沥干备用。

3. 油锅烧热, 下牛肉块、葱段、姜片煸炒出香味。

4. 加盐和适量水, 汤沸时去除浮沫, 改小火炖 1 小时, 最后下土豆炖 20 分钟即可。

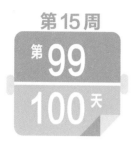

# 胃胀不消化的应对

逐渐增大的子宫开始对孕妈妈的胃、肠等器官产生压力，也会影响消化系统的吸收功能。很多孕妈妈在大吃一顿之后总是消化不良，产生胃胀。

## 缓解胃胀不消化小妙招

1. 怀孕之后，因体内激素水平骤然变化，会造成胃肠道蠕动减弱，因此大部分孕妈妈常会出现消化不良，胃部胀气，这属于怀孕期间的正常生理现象，所以孕妈妈要首先从心理上接受，并正确对待。

2. 从饮食方面进行调理，以达到改善消化不良的目的。此期间要少吃容易产气的食物，比如豆浆、豆腐、豆制品等。

3. 要合理增加富含膳食纤维的食物，如香蕉、苹果、芹菜、油麦菜等。孕期要保持大便通畅，才能够缓解消化不良所带来的胃部胀气。

4. 做好日常保暖，避免着凉。胃部胀气严重时，可以采取热敷方式缓解，并结合腹部按摩增加肠蠕动，促进排气。

5. 孕期孕妈妈体热内燥，比孕前更容易感到燥热和多汗，尤其在夏季，不过这个时候切忌贪凉，否则很容易加剧肠胃不适、消化不良以及胃痛胃胀的问题。

6. 适当做一些轻缓的运动，有助消化，比如散步或者孕妇操。

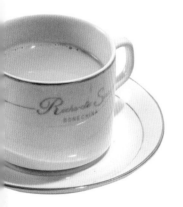

**准爸爸这样做**

尽量陪孕妈妈吃饭，保持良好的心情，避免发生不愉快的事情。精神方面的不良刺激，也会导致孕妈妈消化不良。和孕妈妈一起多听音乐或观赏美术作品，让她拥有愉快的心情。

孕妈妈尽量控制甜食的摄入

## 第 101 / 102 天

# 吃盐多少有宜忌

孕中期易出现水肿的症状，孕妈妈患妊娠高血压的可能性也比孕早期更高。所以此阶段要控制盐分的摄入，科学吃盐。

## 少盐又提高食欲的方法

1. 咸味能唤起人的食欲。炒菜时不宜先放盐，而应在快出锅时将盐直接撒在菜上。这样只需很少的盐，就能尝到咸味。

2. 充分利用酸味，如用醋拌凉菜等。酸味能刺激胃酸分泌，增强食欲。也可以使用柠檬、柚子、橘子、番茄等制作凉拌菜品或蔬果汁，这些水果、蔬菜均能促进食欲。

3. 对于鱼和肉类，最好烧的时间稍长一些，使之色、香、味俱佳，以增进食欲。

4. 用蘑菇、紫菜、玉米等有天然风味的食物制成各种不加盐却味美诱人的膳食。

5. 高汤中含有丰富的氨基酸，可以诱发食欲，因而在制作各种菜肴时，应充分利用高汤。

6. 少用酱油，尤其是在拌凉菜时不宜用。酱油、蚝油、盐等咸鲜味的调料，每次选用一种即可。如果同时使用，则要相应减少用量。

## 需彻底忌盐的情况

所谓的忌盐，是指每天不得吃超过 2 克的盐。可多吃一些无咸味的提味品，让孕妈妈逐渐习惯忌盐饮食，如新鲜番茄汁、无盐醋渍小黄瓜、柠檬汁、醋、香菜、洋葱、香椿等。有以下特殊疾病的孕妈妈，要遵从忌盐饮食：

1. 患有某些与妊娠有关的疾病（心脏病或肾病）时，必须从妊娠一开始就忌盐。

2. 孕妈妈体重增加过度，特别是还有水肿、血压增高、妊娠中毒症状者应忌食盐。

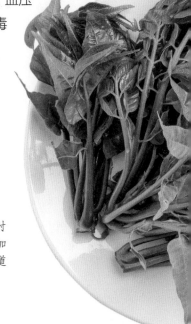

制作凉拌菜时最后放盐，再加上一点醋，味道会更好。

## 水果虽好，不宜过量

不少孕妈妈偏爱吃水果，甚至还把水果当蔬菜来吃，认为这样可以充分补充维生素，将来出生的宝宝皮肤干净白皙、健康漂亮，其实，这是片面的、不科学的。

### 要适量吃水果

水果中含丰富的维生素，生吃可最大限度地保存、吸收和利用维生素。

但水果也不能吃太多，否则会影响其他食物的摄入。并且有的水果中含糖量很高，基础体重偏重的孕妈妈吃太多高糖水果，容易导致体内血糖升高，易引发妊娠期糖尿病。

孕妈妈在孕早期要避免贪吃如荔枝一类的热性水果；在孕中期，要注重摄取不同种类的水果；在孕晚期，要避开山楂等容易导致早产的水果。

## 甜食控量，体重管理更轻松

孕妈妈如果过量吃甜食，会引起体内糖代谢紊乱，严重者还会患上妊娠糖尿病，危及孕妈妈的身体健康及胎宝宝的生长发育。

### 甜食过量，易引发糖尿病

孕期过多食用甜食不仅对牙齿不好，更容易引发糖尿病。怀孕后，孕妈妈的身体对胰岛素越来越不敏感，如果此时再吃得过甜，就会导致血糖异常升高，发生妊娠期糖尿病。

此外，有妊娠期糖尿病的孕妈妈，在产后发生2型糖尿病的风险也会提高。

### 甜食过量，易形成巨大儿

如果孕妈妈血液中糖分浓度升高，会通过胎盘将大量的糖输送给胎宝宝，这就容易增加巨大儿、新生儿低血糖、新生儿呼吸窘迫综合征的发生概率。

孕妈妈食用甜食后要注意口腔的清洁

| 1 | 2 | 3 | 4 | 5 | 6 | 7 | 8 | 9 | 10 | 11 | 12 | 13 | 14 | 15 | 16 | 17 | 18 | 19 |
|---|---|---|---|---|---|---|---|---|----|----|----|----|----|----|----|----|----|----|
| 孕1月 | | | | 孕2月 | | | | 孕3月 | | | | 孕4月 | | | | 孕5月 | | |

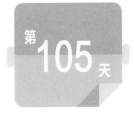

# 解馋甜点，营养不胖

对于很多女性来说，甜食是至高无上的美食，在它面前几乎没有人能够抵挡住诱惑。有节制地吃甜食，可以让孕妈妈心情大好。

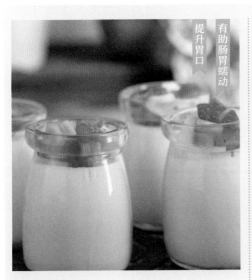

提升胃口

有助肠胃蠕动

## 酸奶草莓布丁

**原料：** 牛奶 200 毫升，草莓丁、苹果丁、明胶粉、白糖、酸奶各适量。

**做法：**

1. 牛奶加适量明胶粉、白糖，煮化。

2. 放凉后加入酸奶，倒入玻璃容器中搅拌均匀。

3. 加入水果丁后冷藏。

4. 食用时，取出放至常温即可食用。

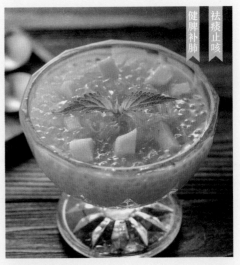

健脾补肺

祛痰止咳

## 芒果西米露

**原料：** 西米 100 克，芒果 2 个，柚子肉、白糖各适量。

**做法：**

1. 西米用水浸泡至变大。

2. 西米放入沸水中，煮至透明状，取出沥干，放入碗内。

3. 芒果肉切粒，放入料理机中，放入适量白糖，搅拌成芒果甜浆。

4. 将芒果甜浆和柚子肉倒在西米上，拌匀即可食用。

# 富含矿物质的食物

孕妈妈应选择含矿物质比较丰富的食物，以达到营养均衡的目的，满足自身和胎宝宝的需要。

## 认识矿物质

人体必需的矿物质有钙、磷、钾等需求量较多的常量元素，以及铁、锌、铜等需要量较少的微量元素。

## 矿物质在食物中的来源

一般来说，孕妈妈可以从食物中获取这些矿物质元素，但要注意摄取量，过多或者过少都会对孕妈妈及胎宝宝造成一定的影响。因此，孕期补充矿物质需要做到合理、及时、有效、科学。

孕妈妈可以通过食物来补充矿物质，食物中的矿物质能更好地被身体吸收。

| | |
|---|---|
| 补钙 | 宜多食花生、菠菜、黄豆、鱼、海带、核桃、虾、海藻、牛奶、动物骨头等 |
| 补铜 | 宜多食糙米、芝麻、动物肝脏、猪肉、蛤蜊、菠菜、黄豆等 |
| 补碘 | 宜多食海带、紫菜、海鱼、海虾等 |
| 补磷 | 宜多食蛋黄、南瓜子、葡萄、谷类、花生、虾、板栗、杏等 |
| 补锌 | 宜多食粗粮、黄豆制品、牛肉、羊肉、鱼肉、牡蛎、花生、芝麻、奶制品、无花果等 |
| 补锰 | 宜多食粗粮、黄豆、核桃、扁豆、腰子、香菜等 |
| 补铁 | 宜多食芝麻、木耳、瘦肉、动物肝脏、蛋黄、油菜、蘑菇等 |
| 补镁 | 宜多食香蕉、香菜、小麦、菠萝、花生、杏仁、扁豆、蜂蜜等 |
| 补DHA | 宜多食海鱼、海虾、海藻、鸡蛋等 |

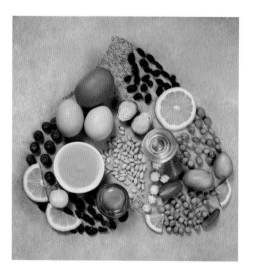

胎宝宝的听觉仍然在发育，对声音刺激有了反应

# 科学饮食，远离超重

**第 108 / 109 天**

这个月妊娠反应逐渐减轻，胎宝宝进入快速增长阶段，很多孕妈妈的食欲变得越来越好，吃得越来越多，一不小心就可能出现体重超标的现象。

## 不是吃得越多对胎宝宝越好

如果孕妈妈进食太多，营养过剩，不但会危害自身的健康，也会影响到腹中的胎宝宝。比如摄入过多的碳水化合物、脂肪等，会使胰岛细胞超负荷，发生妊娠期糖尿病的概率将增大。此外，孕期营养过剩对胎宝宝最大的影响是容易产生巨大儿。巨大儿不仅不利于顺产，出生后还容易出现低血钙、红细胞增多症等合并症。

这个时期，孕妈妈应每周测量一次体重，如果体重增长过快要在医生的指导下调节饮食结构，适当增加运动量。

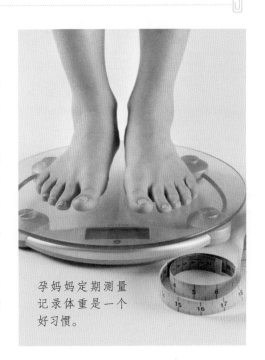

孕妈妈定期测量记录体重是一个好习惯。

## 孕中期每日饮食结构

| 食物种类 | 每日摄入量 |
| --- | --- |
| 谷类 | 350~450 克，其中杂粮不少于 1/5 |
| 鱼、禽、瘦肉 | 交替食用 150 克 |
| 鸡蛋 | 1 个 |
| 蔬菜 | 500 克，其中绿叶菜不少于 300 克 |
| 水果 | 200 克 |
| 牛奶、酸奶 | 250~500 克，或相当量的奶制品（如奶粉 35~70 克） |
| 植物油 | 20~25 克 |

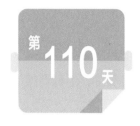

# 吃点山药，健脾助消化

山药能增强免疫力，对细胞免疫和体液免疫都有促进作用。孕妈妈常吃山药，可以补气健脾，促进胎宝宝的生长发育。

## 助消化，防便秘

山药中的淀粉酶、多酚氧化酶等物质，有利于脾胃消化吸收，帮助孕妈妈预防便秘。

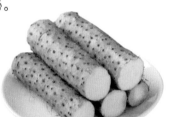

## 降低血糖

山药含有黏液蛋白，有降低血糖的作用，对于患糖尿病的孕妈妈是一种不错的保健食物。孕期常常尿频，可通过常吃山药来改善。山药有滋肾补气的功效，可以缓解女性白带过多、小便频繁等症。

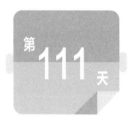

# 营养之王西蓝花

西蓝花中含有丰富的叶酸，这种物质可以降低胎宝宝患脊髓分裂、脑积水、无脑等神经系统畸形的概率，对胎宝宝的生长发育有着重要作用。

## 营养全面且丰富

西蓝花营养丰富且全面，有"营养之王"的美誉。孕妈妈适量食用，可以均衡营养，增强体质，提高抗病解毒能力，预防感冒和坏血病。多食西蓝花还能缓解孕期压力，帮助排除体内毒素，防止感染，保护心脏健康。

同时，西蓝花富含维生素 C、叶酸，孕妈妈适量补充，可以提高母子抵抗力，促进机体对铁质的吸收利用，预防贫血。对胎宝宝的神经系统的发育也大有好处，降低畸形儿的发生率。

此外，食用西蓝花还能增强皮肤的抗损伤能力，有助于保持皮肤弹性，使孕妈妈远离妊娠纹的困扰。

胎宝宝生长势头迅猛，营养需求增多

第112天

# 西蓝花好做又好吃

西蓝花富含维生素 C 和叶酸,胡萝卜富含维生素、铁、钙,虾富含蛋白质和矿物质,这些有营养的食物一起烹饪,对孕妈妈及胎宝宝的身体特别有益。

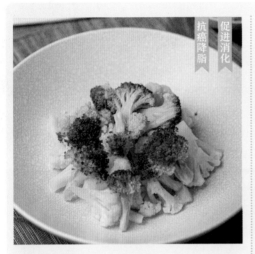

抗癌降脂　促进消化

## 凉拌双花

原料:西蓝花、菜花各 100 克,盐、白糖、醋、香油各适量。

做法:

1. 西蓝花和菜花洗净,切成小朵。

2. 将西蓝花和菜花放入锅中焯熟,捞出在大碗里。

3. 加盐、白糖、醋、香油拌匀即可。

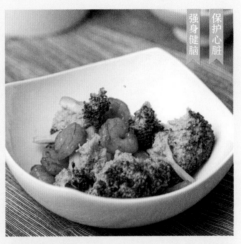

强身健脑　保护心脏

## 西蓝花炒虾球

原料:虾 100 克,西蓝花 150 克,盐、白糖、生抽、料酒、蒜、油各适量。

做法:

1. 西蓝花洗净、掰成小块;蒜切末;鲜虾剥成虾仁。

2. 放油烧热,放入西蓝花煸炒 2 分钟盛出。

3. 锅留底油烧热,爆香蒜末。

4. 放入虾仁,中火翻炒,变色后淋入料酒和生抽,加入白糖,放入西蓝花,用大火迅速翻炒,最后加盐调味即可。

| 22 | 23 | 24 | 25 | 26 | 27 | 28 | 29 | 30 | 31 | 32 | 33 | 34 | 35 | 36 | 37 | 38 | 39 | 40 |
|---|---|---|---|---|---|---|---|---|---|---|---|---|---|---|---|---|---|---|

孕6月　　　孕7月　　　孕8月　　　孕9月　　　孕10月

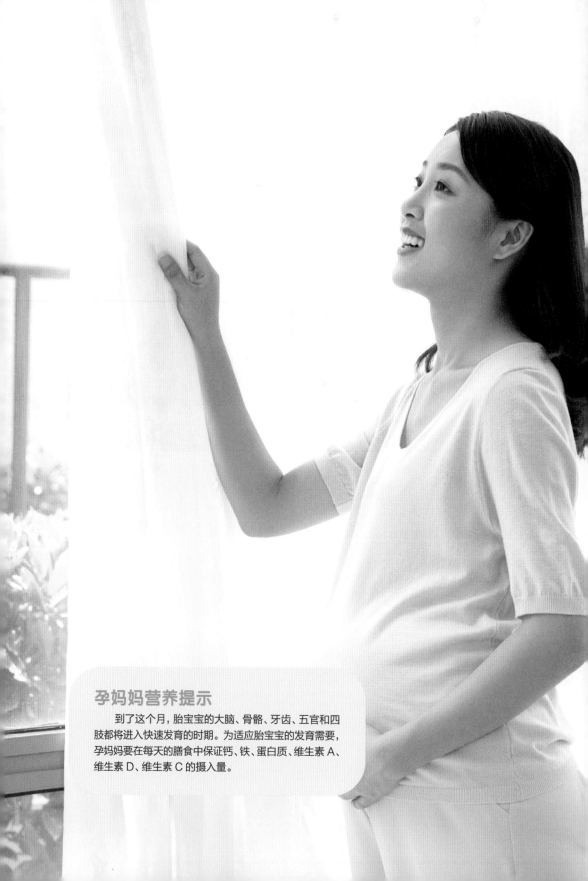

### 孕妈妈营养提示

　　到了这个月，胎宝宝的大脑、骨骼、牙齿、五官和四肢都将进入快速发育的时期。为适应胎宝宝的发育需要，孕妈妈要在每天的膳食中保证钙、铁、蛋白质、维生素 A、维生素 D、维生素 C 的摄入量。

# 孕5月（第17~20周）

**胎宝宝成长发育**

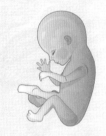

### 第17周

胎宝宝身长13厘米左右，看上去就像一只梨，体重也和梨差不多，用听诊器可以听到胎宝宝强有力的心跳。

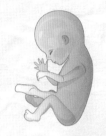

### 第18周

胎宝宝约有14厘米长，体重约180克，进入活跃期，翻滚、拳打脚踢、皱眉、挤眼睛……无所不能。

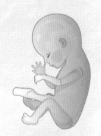

### 第19周

胎宝宝身长约15厘米，皮肤能分泌出一种具有防水作用的皮脂，四肢与身体其他部位的比例合理，动作更加灵活、协调。

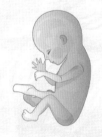

### 第20周

胎宝宝现在开始吞咽羊水了，肾脏已经能制造尿液。这是胎宝宝器官发育的重要时期，味觉、嗅觉、听觉、视觉和触觉的神经细胞已经"入驻"脑部的指定位置。

这个月开始，胎宝宝的循环系统、尿道开始工作，听力形成，可以听得到孕妈妈的心跳、血液流动、肠鸣和说话声。胎宝宝的皮肤是半透明的，眼睛由两侧向中央集中，骨骼开始变硬，会对光线有所反应，还可以尝到一些味道了。

## 第17周

# 孕5月关键营养素

为了让胎宝宝健康发育，不仅要保持各营养素之间的比例恰当，还要补充各种健脑营养素，以满足孕中期胎宝宝的大脑发育，让胎宝宝更聪明。

## 维生素 C

有些孕妈妈会发现自己在刷牙时，牙龈肿胀、出血，此时适量补充维生素 C 能缓解这一现象，还可以帮助提高机体抵抗力。维生素 C 主要来源于新鲜的蔬菜和水果中，但要注意烹煮时间不宜过长，以免维生素 C 大量流失。

**食物来源** 青椒、菜花、白菜、番茄、芹菜叶、苹果、草莓、木瓜、柠檬、柑橘等

**推荐食谱** 芹菜胡萝卜汁/p39、牛奶木瓜汁/p39

凉拌菜是蔬菜比较健康的食用方式。

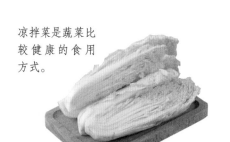

## 牛磺酸

牛磺酸是人体必不可少的一种特殊氨基酸，大量存在于我们的大脑和视网膜中，它能够起到保护大脑和预防眼病的作用。孕妈妈补充牛磺酸，可以让胎宝宝的大脑以及视力都得到良好的发育，同时也能够消除自身的疲劳感，增强免疫力。

牛磺酸也能促进脂质和胆固醇的溶解，促使体内多余的脂肪排出体外，有利于预防孕期肥胖。建议孕妈妈每日摄入 20 毫克的牛磺酸。

**食物来源** 牛肉、动物肝脏、牡蛎、青花鱼、蛤蜊、沙丁鱼、墨鱼、虾、奶酪等

**推荐食谱** 洋葱炒牛肉/p97、家常酱牛肉/p97

**准爸爸这样做**

这一阶段准爸爸可以给孕妈妈烹制一些包含动物肝脏的菜肴，如煮鸡肝、炒猪肝等，至少每周一次。它们不仅含有丰富的优质蛋白质，还含有丰富的维生素和矿物质。

胎宝宝的骨骼开始从柔软变得坚硬

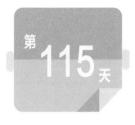

## 每天都要吃鸡蛋

**第 115 天**

鸡蛋是最方便食用的天然食物，含有大量有助于大脑健康发育的微量元素。

### 不宜过量食用鸡蛋

如果孕妈妈过量吃鸡蛋，摄入蛋白质过多，会造成营养过剩，影响人体正常的消化吸收。而且吃多了鸡蛋，还会产生大量硫化氢、组织胺等有害物质，引起腹胀、食欲减退、头晕、疲倦等症状。同时，高蛋白饮食会导致胆固醇增高，加重肾脏的负担，不利于孕期保健。孕妈妈每天吃 2 个鸡蛋比较合适。

## 吃虾巧补钙，小腿不抽筋

**第 116 天**

孕期容易小腿抽筋，除了注意下肢保暖，走路时间不宜过长外，饮食上多摄入富含钙及维生素 $B_1$ 的食物，能有效缓解小腿抽筋。

### 虾皮营养好处多

虾皮中含有丰富的蛋白质和矿物质，尤其钙的含量极为丰富，有"钙库"之称，是孕妈妈补钙的较佳途径。虾皮中还含有丰富的镁元素，对心脏活动具有重要的调节作用，能很好地保护心血管系统，可减少血液中的胆固醇含量，预防妊娠高血压。

### 韭菜炒虾皮

原料：韭菜 300 克，虾皮 20 克，酱油、盐、油各适量。

做法：

1. 将韭菜择洗干净，切段；虾皮洗净。

2. 锅内加入油烧热，先放入虾皮煸炒，随即倒入韭菜快速翻炒。

3. 炒至韭菜变色后，加入酱油、盐，翻炒均匀即可。

| 22 | 23 | 24 | 25 | 26 | 27 | 28 | 29 | 30 | 31 | 32 | 33 | 34 | 35 | 36 | 37 | 38 | 39 | 40 |
|---|---|---|---|---|---|---|---|---|---|---|---|---|---|---|---|---|---|---|

孕6月　　　　孕7月　　　　孕8月　　　　孕9月　　　　孕10月

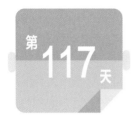

## 适量喝粥，缓解肠胃不适

孕中期胎宝宝迅速增大，由于胎宝宝的压迫，孕妈妈肠胃往往会觉得有点不舒服，此时多喝点软糯易消化的粥，养胃又润肠。

### 花样喝粥，提升胃口

煮粥需要小火慢煮，粥里的营养物质大部分都会析出，所以，特别适合肠胃不适的孕妈妈食用。不过，孕妈妈不能只喝大米粥，最好将大米和小米、绿豆、薏米、玉米这些粗粮一起煮，还可以做成各式蔬菜粥、水果粥、肉粥等。

## 提升食欲的鲜美野菜

大多数野菜富含植物蛋白、维生素、膳食纤维及多种矿物质，营养价值高，而且污染少。孕妈妈适当吃野菜，可缓解便秘，还可以预防妊娠糖尿病。

### 常见的美味野菜

马兰头可清热利尿、消肿止痛；小根葱可健胃祛痰；荠菜可凉血止血、补脑明目、缓解水肿。孕妈妈应根据身体状况适量食用。

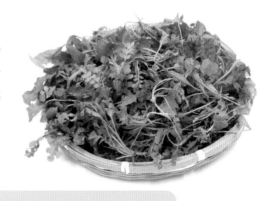

**准爸爸这样做**

准爸爸可以多准备一些口味鲜美的野菜给孕妈妈调剂胃口。野菜富含膳食纤维和维生素，最适合凉拌或快炒，以最大限度保留野菜中的营养成分不流失。

此时的胎宝宝十分顽皮，喜欢用小手抓住脐带

| 1 | 2 | 3 | 4 | 5 | 6 | 7 | 8 | 9 | 10 | 11 | 12 | 13 | 14 | 15 | 16 | 17 | 18 | 19 |
|---|---|---|---|---|---|---|---|---|---|---|---|---|---|---|---|---|---|---|
| 孕1月 | | | | 孕2月 | | | | 孕3月 | | | | 孕4月 | | | | 孕5月 | | |

# 深海鳕鱼，DHA 的好食源

鳕鱼是一种深海鱼，富含蛋白质、维生素 A、维生素 D、钙、镁、硒等营养物质。孕妈妈常吃鳕鱼，不仅可以补气益血、缓解便秘，还对胎宝宝的智力发育有帮助。

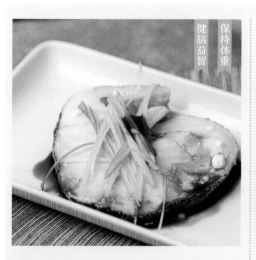

保持体重 健脑益智

## 清蒸鳕鱼

原料：鳕鱼 2 块，葱丝、姜丝、料酒、生抽、白胡椒粉各适量。

做法：

1. 鳕鱼用清水冲洗干净，沥干水分。

2. 鳕鱼用少许料酒和白胡椒粉腌制 10 分钟。

3. 蒸锅中加水烧开，放入鳕鱼块，铺上葱丝和姜丝，盖上锅盖，大火蒸 8 分钟。

4. 出锅时，淋上生抽即可。

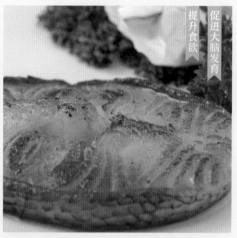

提升食欲 促进大脑发育

## 煎鳕鱼

原料：鳕鱼 200 克，柠檬半个，鸡蛋、淀粉、盐、油各适量。

做法：

1. 柠檬洗净、榨汁。

2. 鳕鱼洗净，切块，加盐腌制，放入少许柠檬汁。

3. 鸡蛋打散，放入淀粉搅拌均匀。

4. 油锅烧热，用鳕鱼块裹上鸡蛋液，放入锅中，煎至金黄即可。

第18周

第 **120**

**121** 天

# 工作餐要"挑三拣四"

还坚守岗位的孕妈妈对待工作餐要"挑三拣四"，避免吃对胎宝宝不利的食物。一顿饭里要鱼、肉、蔬菜、主食都有，尽量种类丰富。

## 饮食不要太咸，防止孕期水肿

孕妈妈这个时期容易产生水肿，这时应该注意饮食不宜太咸。要定期产检，监测血压、体重和尿蛋白的情况，注意有无贫血和营养不良，必要时要进行利尿等治疗。

孕妈妈应注意休息，每天卧床休息至少9小时，中午最好平卧休息30分钟，左侧卧位利于水肿消退。已经有些水肿的孕妈妈，睡觉时把下肢垫高些，能缓解症状。

## 不吃皮蛋，谨防血铅高

孕妈妈的血铅水平高，会直接影响胎宝宝的正常发育，所以孕妈妈一定要注意食品安全，皮蛋及罐头食品等都含有铅，孕妈妈尽量不要食用。带饭也要注意荤素搭配，最好不要带隔夜的叶菜类食物。

## 不宜过量补钙

孕妈妈缺钙会诱发手足抽筋，宝宝出生后也容易得先天性佝偻病。但是如果补钙过量，胎宝宝可能患高血钙症，且不利于胎宝宝面部发育。

一般来说，孕妈妈在孕早期每日需钙量为800毫克，孕中后期增加到每日1200毫克。如果饮食均衡，并不需要特别补充，只要从日常的鱼、肉、蛋、奶等食物中合理摄入即可。

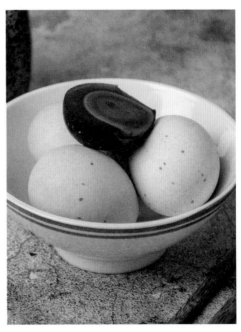

皮蛋瘦肉粥虽然好吃，也要有所禁忌。

孕妈妈进入了体重增加的快速期

| 1 | 2 | 3 | 4 | 5 | 6 | 7 | 8 | 9 | 10 | 11 | 12 | 13 | 14 | 15 | 16 | 17 | 18 | 19 |
|---|---|---|---|---|---|---|---|---|----|----|----|----|----|----|----|----|----|----|
| 孕1月 | | | | 孕2月 | | | | 孕3月 | | | | 孕4月 | | | | 孕5月 | | |

# 自带便当的攻略

**第 122 / 123 天**

午餐是一天中十分重要的一顿饭，它提供的能量占一个人全天消耗能量的 40%。自己做便当带着上班，既省钱又卫生好吃。

| 主食类 | | |
|---|---|---|
| | 米饭 | 米饭易于保存且加热之后口感不会改变 |
| | 馒头、饼面 | 经过微波炉加热后会变得干硬，失去原有口感，可使用电热饭盒加热 |

| 菜品类 | | |
|---|---|---|
| | 非绿叶蔬菜（宜做便当） | 土豆、胡萝卜、茄子、扁豆、莲藕、番茄、苦瓜、洋葱、南瓜、菜花、西蓝花、青椒、芦笋、玉米、红薯、紫薯、山药等 |
| | 绿叶蔬菜 | 再加热后，可能产生亚硝酸盐，吃后不利于健康，不宜作为便当菜 |

**菌类**　蘑菇、香菇、杏鲍菇等，味道鲜美、营养丰富，适宜作为便当菜

**豆制品类**　豆腐、豆干、豆皮、豆泡等，这类菜含亚硝酸盐较少，成为带饭族的健康之选

**肉类**　牛肉、羊肉、鸡肉等，是便当菜不可少的组成部分，尽量选择饱和脂肪酸含量少的肉类，更有利于健康

猪肉、肥肉，这类油脂含量过高的食物不宜带，如回锅肉、红烧肉等

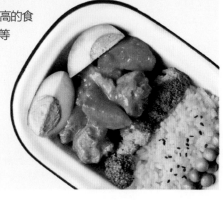

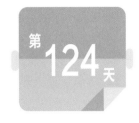

## 在外就餐的选择

第124天

孕妈妈在家里就餐时，可以保证饮食中含有各种必需营养素，但在上班期间，少不了要在外就餐，这就需要吃得有讲究。

### 多选择蔬菜种类较多的套餐

孕妈妈在外就餐时，应选择配菜种类较多的套餐食用。此外，由于餐厅的菜放盐、放味精较多，孕妈妈应提前提醒饭菜制作时少放盐、少放油。

### 宜控制外出就餐的次数

孕妈妈一定要注意控制外出用餐的次数。大部分餐厅提供的食物，都是多油、多盐、多糖、多味精的菜肴，不太符合孕期进食的要求。如不得不在外面就餐时，应控制次数。千万不要图方便，顿顿都在外面吃。

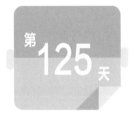

## 吃对食物好助眠

第125天

有些孕妈妈为了免受失眠的困扰，会选择服用安眠药，但是大多数具有镇静、抗焦虑和催眠作用的药物，都会对胎宝宝产生不利影响，所以这是绝对禁止的。

### 通过食疗改善失眠

孕妈妈平时可以选择具有镇静、助眠作用的食物进行食疗。如芹菜中含有一种碱性成分，对孕妈妈有镇静作用，可安神、除烦；或者睡前喝一杯牛奶，可以有效助眠。

血压低的孕妈妈尽量不要食用芹菜。

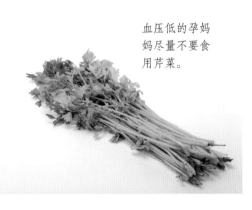

露出皮肤晒太阳，促进维生素D在体内的合成

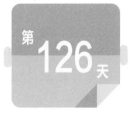

# 安神助眠的食谱推荐

第 **126** 天

由于激素变化和身体变化，孕妈妈容易出现睡眠不安的情况。可以在平日饮食中增加一些养心安神的食材。

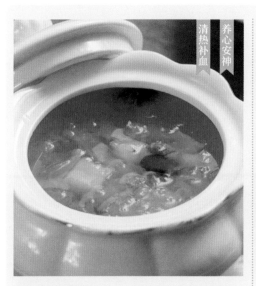

养心安神 清热补血

### 三色补血汤

原料：南瓜 200 克，银耳 1 小朵，莲子、红枣各适量。

做法：

1. 南瓜洗净，去子，切块；莲子剥去心，洗净。

2. 红枣去核，洗净；银耳泡发后，撕成小片。

3. 将南瓜、莲子、红枣和银耳一起放入砂锅中，加入适量温水，大火烧开后转小火，煲 30 分钟即可。

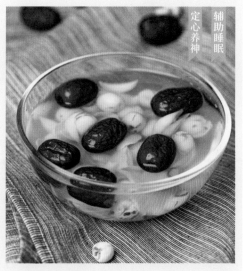

辅助睡眠 定心养神

### 红枣百合莲子饮

原料：百合 20 克，莲子、红枣、冰糖各适量。

做法：

1. 百合洗净，掰成瓣；莲子用水浸泡 30 分钟。

2. 锅中加适量清水，将莲子放入，小火煮 30 分钟。

3. 加入百合瓣、红枣，再加入冰糖煮至溶化即可。

| 22 | 23 | 24 | 25 | 26 | 27 | 28 | 29 | 30 | 31 | 32 | 33 | 34 | 35 | 36 | 37 | 38 | 39 | 40 |
|---|---|---|---|---|---|---|---|---|---|---|---|---|---|---|---|---|---|---|

孕6月　　　　　孕7月　　　　　　孕8月　　　　　　孕9月　　　　　　孕10月

## 第19周

**第127**

**128天**

# 谷类食物，给早餐添动力

孕妈妈早餐不可缺少谷类食物，谷类食物给人体提供碳水化合物、蛋白质、膳食纤维及 B 族维生素，营养丰富易消化，孕妈妈要适量摄入。

## 谷类食物营养丰富

谷类食物中的碳水化合物，即糖类，最易为人体消化吸收，为人体各项生理活动提供能量。

谷类食物还是 B 族维生素的重要来源，其中的硫胺素、泛酸、烟酸和少量的核黄素等，是胎宝宝神经系统发育必不可少的元素。此外，B 族维生素对妊娠剧吐等孕期反应有着良好的缓解作用，并能促进消化液分泌，增强食欲。

谷类食物还含有一定的卵磷脂和植物固醇，能够促进胎宝宝的神经发育。

孕妈妈早餐时可适量摄入谷类食物，为身体提供热量，保证孕妈妈自身和胎宝宝发育所需。

## 食用谷类食物需注意

在食用谷类食物时，孕妈妈需要注意以下两点：

1. 粗细搭配，因为精米、精面在加工过程中损失了大量的维生素和矿物质，要适当吃点粗粮补充营养。

2. 多选择全麦食物，如全麦面包、全麦麦片等，保证膳食纤维的摄入。此外全麦食物还能提供丰富的铁和锌。

只吃粗粮会增加肠胃负担，粗细比例应为 4 ：6。

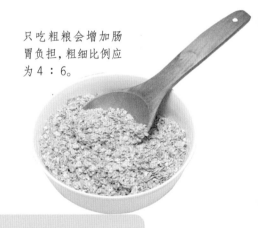

**准爸爸这样做**

准爸爸可自制全麦面包、水果燕麦饮、鲜榨五谷豆浆等给孕妈妈作为早餐，一方面补充粗粮中的营养素，一方面也能让孕妈妈感受到准爸爸的关怀，更顺利地度过孕期。

钙不足，孕妈妈的小腿很可能会在夜里抽筋

## 不宜多吃罐头食品

罐头在制作过程中，为达到色、香、味俱佳及长期储存的目的，都要加入一定量的化学添加剂，这些人工合成物对孕妈妈来说是弊大于利的。

### 罐头中的化学物质较多

孕妈妈食用罐头食品过多，会加重自身脏器的解毒排泄负担。如果孕妈妈体内长时间留存这些化学物质，可能通过胎盘将其输送到胎宝宝的血液循环中。

由于胎宝宝正处于快速生长发育阶段，身体各组织对化学物质的反应非常敏感，有可能影响胎宝宝的健康发育。

### 罐头中的维生素流失严重

罐头中的维生素因为经过加热处理以及存放时间长等原因，会有相当多的损失。据研究，罐头食品经过加热处理后，维生素 C 损失 10%~60%，维生素 $B_1$ 损失 20%~80%。因此，长期进食罐头食品，易导致维生素缺乏。

### 水果罐头含糖量高

有的孕妈妈特别喜欢吃水果罐头，觉得甜甜的很可口。其实水果罐头远不如新鲜水果含的营养素丰富，而且含糖量通常偏高，长期食用可导致孕妈妈体重超标，严重时可引发妊娠糖尿病。

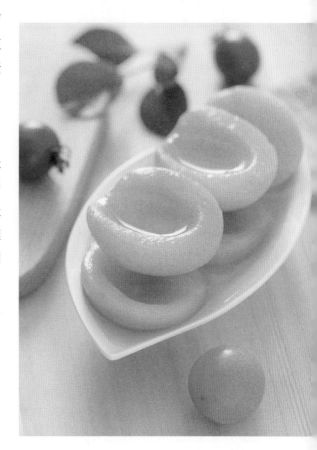

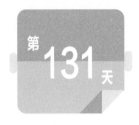

## 查血铅含量，预防铅中毒

如果孕妈妈感觉疲劳、情绪消沉、心脏衰竭、腹部疼痛，就要到医院查一下血铅含量，慢性铅中毒在起初可能没有临床表现，但是却会给腹中的胎宝宝带来危害。

### 预防铅中毒的手段

1. 不用报纸等印刷品包装食品，尤其是酸性食品，应改用专用食品袋盛装。

2. 蔬菜水果食用前要洗净，尽量去皮，以防农药中的铅成分残留。

3. 应少食咸鱼、皮蛋、爆米花、铅质焊锡罐头食品。

4. 充分补钙，可减少骨钙损失及骨铅释放，降低铅中毒发生的风险。

5. 尽量选用纯白的陶瓷器皿，如果是表面有装饰图案的，可用食醋浸泡几小时，若发现颜色有明显变化，则不应该使用。

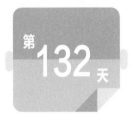

## 不宜多吃的零食

孕妈妈在孕期可以适量摄取零食，原则是以营养、卫生为主，以保证对自身健康及胎宝宝正常发育有益。

### 这些零食宜少吃

#### 果脯

果脯里面含有很高的糖分，常吃这些含糖量高的食物，孕妈妈容易上火，还容易造成妊娠期糖尿病。此外，果脯中的霉菌容易超标，不利于孕妈妈健康。另外，果脯的热量很高，如果孕妈妈过多食用，很容易导致孕期肥胖。

#### 炸鸡翅

煎炸食物的过程中，会产生对人体有害的过氧化脂质，如超量摄入炸鸡翅，有可能损伤人体的某些代谢酶系统，影响胎宝宝发育。

#### 休闲小吃

像锅巴、虾条等膨化食品，含有大量的味精、糖精和甜味素，孕妈妈食用过量，会影响胎宝宝对锌的吸收。

皮下脂肪的堆积会使孕妈妈看起来胖了很多

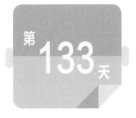

第 **133** 天

# 适量吃肉，补充牛磺酸

牛磺酸在肉类食物中含量较多，所以孕妈妈可以适当吃一些肉类，以增加牛磺酸的摄入。有的孕妈妈口味清淡，可以荤素搭配着吃。

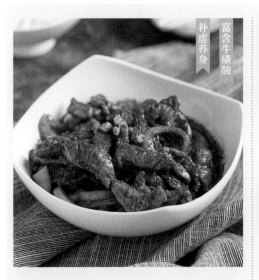

补虚养身　富含牛磺酸

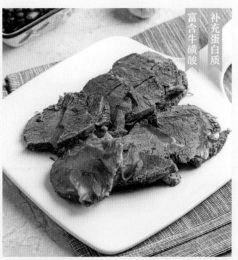

补充蛋白质　富含牛磺酸

## 洋葱炒牛肉

**原料：** 牛肉 150 克，洋葱半个，胡椒粉、
　　　酱油、盐、油各适量。

**做法：**

1. 洋葱洗净，切丝；牛肉洗净，切丝。

2. 锅中倒油烧热，放入洋葱丝，加胡椒粉和盐，炒出香味。

3. 将牛肉丝倒入锅中，快速翻炒，加一点水和酱油，将牛肉炒熟烂即可。

## 家常酱牛肉

**原料：** 牛肉 500 克，料酒、酱油、香叶、
　　　酱肉调料、生姜各适量。

**做法：**

1. 将牛肉放在冷水里浸泡，把血水泡出。

2. 用料酒、酱油、香叶、酱肉调料、生姜腌制牛肉，不需要放水，腌 1 小时。

3. 将牛肉连同腌肉汁倒入锅中，加适量水，大火烧开后转小火慢炖 2 小时。

4. 炖好后自然放凉，切片即可食用。

| 22 | 23 | 24 | 25 | 26 | 27 | 28 | 29 | 30 | 31 | 32 | 33 | 34 | 35 | 36 | 37 | 38 | 39 | 40 |
|----|----|----|----|----|----|----|----|----|----|----|----|----|----|----|----|----|----|----|

孕6月　　　　孕7月　　　　孕8月　　　　孕9月　　　　孕10月

第20周

第 **134**

**135** 天

# 胖妈妈怎么吃

过胖不仅不利于产后恢复，而且很可能会给母婴的健康带来危害，孕妈妈一定要做好体重管理，预防肥胖。

## 按时进餐、控制进食量

孕妈妈要注意饮食有规律，按时进餐，控制进食量，养成良好的膳食习惯。有的孕妈妈喜欢吃零食，有边看电视边吃东西的习惯，不知不觉间进食了大量食物。这种习惯非常不好，容易造成营养过剩。

喜欢吃零食的孕妈妈，可选择热量比较低的水果作零食，不要选择饼干、糖果、瓜子仁、油炸土豆片等热量比较高的食物作零食。

饮食要注意多样化，米饭、面食等主食均不宜超过每日标准供给量。可选择含脂肪相对较低的鸡、鱼、虾、蛋、奶。适当增加豆制品，保证蛋白质的供给，又能控制脂肪量。少吃含脂肪高的油炸食物、坚果等。多吃蔬菜水果，既能缓解饥饿感，又可增加维生素和矿物质的摄入。

控制食盐的摄入量。过多摄入食盐会加重妊娠期水肿，增加体重和心肾负担。

## 适当锻炼身体

肥胖的孕妈妈要适当锻炼身体，积极参加户外活动和孕期保健运动，这样不仅有利于新陈代谢，还可以保证体重的合理增长，也不会影响胎宝宝的发育。

散步、孕期健身操等和缓的运动有利于母子的身体健康。另外，定期运动对顺产和产后身体恢复也有帮助。

**准爸爸这样做**

如果发现孕妈妈体重增速过快，要及时为孕妈妈调整饮食结构。准爸爸可以在饭后多陪孕妈妈散步，不仅能消耗多余热量也能缓解孕期情绪焦虑。

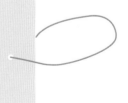

胎宝宝开始吞咽羊水了

| 1 | 2 | 3 | 4 | 5 | 6 | 7 | 8 | 9 | 10 | 11 | 12 | 13 | 14 | 15 | 16 | 17 | 18 | 19 |
|---|---|---|---|---|---|---|---|---|----|----|----|----|----|----|----|----|----|----|
| | 孕1月 | | | | 孕2月 | | | | 孕3月 | | | | 孕4月 | | | | 孕5月 | |

## 南北方孕妈妈不同的饮食习惯

**第136天**

俗话说"百里不同风，千里不同俗"，不同的地理环境，会造就不同的风俗习惯，孕妈妈的饮食习惯也不例外。

### "南米北面"

对于南方的孕妈妈来说，主食一般都是米饭，而北方的孕妈妈除了吃米饭，主食也会经常吃馒头、烙饼、手擀面、疙瘩汤、面片等。这跟南北方的农业生产结构有关，所谓"种啥吃啥"，长此以往，便养成了"南米北面"的饮食习惯。但从科学角度讲，米和面都要吃，而且要均衡着吃，才能保证营养摄入全面合理。

### "南甜北咸"

北方的孕妈妈往往有爱吃咸食的习惯，就是人们通常所说的"口重"。南方孕妈妈喜爱吃甜，就连包子的肉馅里也可能放糖。但是对于孕妈妈来说，无论北方的偏咸饮食，还是南方的偏甜饮食，都不利于身体健康。孕期饮食要讲究科学，既要避免过咸导致孕期水肿，又要避免过甜导致妊娠糖尿病。

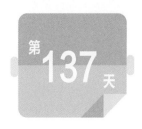

## 不要吃发芽的土豆

**第137天**

土豆发芽会产生一种叫龙葵素（又称茄碱）的毒素，孕妈妈如果食用了这种发芽的土豆，就有可能导致胎宝宝神经发育缺陷。

### 吃发芽土豆的影响

质量好的土豆每100克中只含龙葵素10毫克，而变青、发芽、腐烂的土豆中龙葵素可增加50倍或更多。吃极少量龙葵素对人体没有明显的害处，但是如果一次摄入200毫克龙葵素，经过15分钟至3小时就可发病，会出现恶心、呕吐、腹泻等症状，所以孕妈妈一定要忌吃发芽的土豆。

## 第138 139天

# 患妊娠高血压，生活、饮食双调节

妊娠高血压综合征会导致胎宝宝在子宫内生长迟缓，甚至死亡。患妊娠高血压综合征的孕妈妈须养成良好的生活习惯，避免对母子健康产生影响。

### 正确的睡姿非常重要

对于患妊娠高血压综合征的孕妈妈，正确的睡姿非常重要。左侧位睡姿能减缓对心脏带来的压力，并能减轻子宫对主、髂动脉的压迫，增加各脏器的血流量，改善胎盘功能。

### 饮食上遵循"三高一低"

患妊娠高血压综合征的孕妈妈在饮食上要遵循"三高一低"的饮食规则。"三高"即高蛋白、高钙、高钾，"一低"即低钠饮食。每天摄入过多的钠，会让血管阻力增大，引起血压上升。建议孕妈妈每日钠的摄入量限制在3~5克。

### 严格控制体重

体重超标是妊娠高血压综合征的一大危险因素，孕妈妈一定要控制体重，限制热量的摄入。

**孕妈妈控制体重的标准参考：**

1. 孕前体重正常的孕妈妈孕期体重增长应在8~10千克。

2. 体形、骨骼较小的孕妈妈孕期体重增长控制在13千克以内。

3. 体形、骨骼较大的孕妈妈孕期体重增长控制在5~7千克。

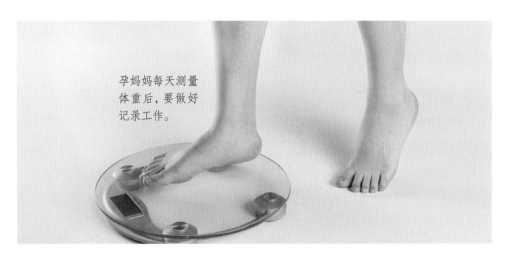

孕妈妈每天测量体重后，要做好记录工作。

过量摄入钠会对胎宝宝的发育造成影响

| 1 | 2 | 3 | 4 | 5 | 6 | 7 | 8 | 9 | 10 | 11 | 12 | 13 | 14 | 15 | 16 | 17 | 18 | 19 |
|---|---|---|---|---|---|---|---|---|----|----|----|----|----|----|----|----|----|----|
| 孕1月 | | | | 孕2月 | | | | 孕3月 | | | | 孕4月 | | | | 孕5月 | | |

第 **140** 天

# 适当吃鸭肉，利尿消肿

鸭肉富含蛋白质、钙、铁、钾、烟酸、B 族维生素和维生素 E 等营养素，但脂肪含量少，适量摄取，可利尿消肿，对孕中期出现水肿现象的孕妈妈很有帮助。

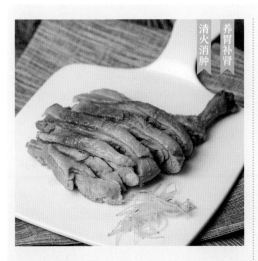

清火消肿　养胃补肾

## 盐水鸭腿

原料：鸭腿 1 只，葱、姜、花椒、盐各适量。

做法：

1. 鸭腿洗净；葱切段；姜切块。

2. 用小火炒香花椒，和盐一起均匀抹在鸭腿上，腌制 1 小时。

3. 将鸭腿、葱段、姜块放入锅中，加水，大火煮沸后转小火煮 30 分钟。

4. 捞出鸭腿沥干，斩块即可。

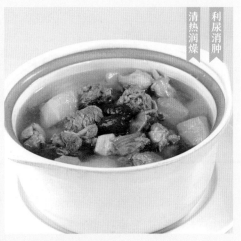

清热润燥　利尿消肿

## 冬瓜鸭肉汤

原料：鸭子 1 只，冬瓜 100 克，姜、盐、红枣各适量。

做法：

1. 鸭子去内脏，处理干净，斩块；冬瓜去皮、洗净，切块；姜切片；红枣洗净。

2. 鸭子放入冷水锅中，大火煮 10 分钟，捞出沥干。

3. 鸭子、姜片放入汤煲内，倒入足量水，大火煮开后转小火煲 90 分钟。

4. 下入冬瓜块、红枣，继续煲至冬瓜熟软，加盐调味即可。

| 22 | 23 | 24 | 25 | 26 | 27 | 28 | 29 | 30 | 31 | 32 | 33 | 34 | 35 | 36 | 37 | 38 | 39 | 40 |
|---|---|---|---|---|---|---|---|---|---|---|---|---|---|---|---|---|---|---|

孕 6 月　　　　孕 7 月　　　　孕 8 月　　　　孕 9 月　　　　孕 10 月

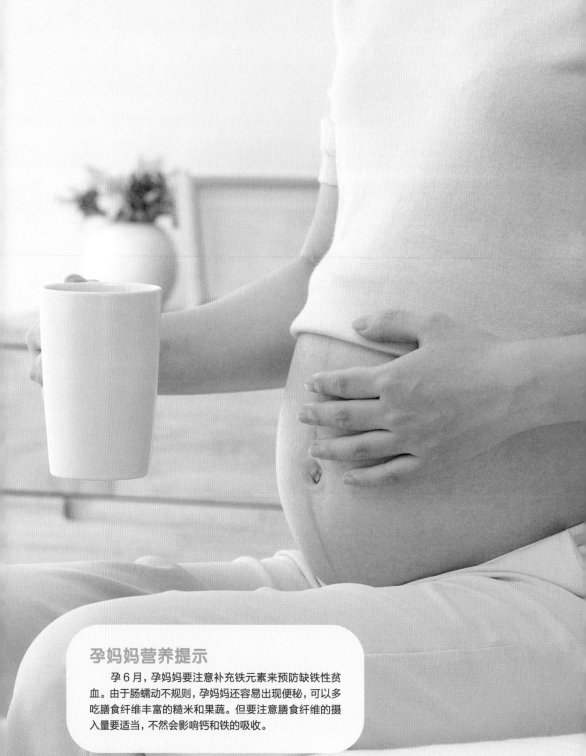

### 孕妈妈营养提示

　　孕 6 月，孕妈妈要注意补充铁元素来预防缺铁性贫血。由于肠蠕动不规则，孕妈妈还容易出现便秘，可以多吃膳食纤维丰富的糙米和果蔬。但要注意膳食纤维的摄入量要适当，不然会影响钙和铁的吸收。

# 孕6月（第21~24周）

**胎宝宝成长发育**

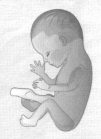

## 第21周

胎宝宝身长 18 厘米左右，体重约 350 克。胎宝宝感觉器官发育日新月异，味蕾已经形成，消化、肾脏系统开始发挥作用。

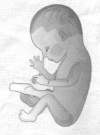

## 第22周

胎宝宝的指甲完全形成，体重大幅增加，血管清晰可见，皮肤依旧皱巴巴、红红的。

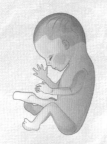

## 第23周

胎宝宝身长约25厘米，体重约550克。肺部组织和血管正在发育，视网膜已形成，会对外界光源做出反应。

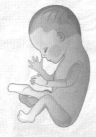

## 第24周

胎宝宝身长 30 厘米左右，体重 700 克左右。孕妈妈的说话声、心跳声、肠胃蠕动声，胎宝宝都可以听到。

此时的胎宝宝由于缺乏皮下脂肪，皮肤发红且皱，汗腺已经形成，不但会咳嗽、打嗝、皱眉、眯眼，还会吸吮自己的大拇指。此时的胎宝宝有了呼吸动作，还可以姿势自如地在羊水中"游泳"，并会用脚踢子宫；头发也越来越多，眼皮能够睁开，能感受到外界的光亮，能听到孕妈妈身体里的声音。

## 第21周

第 **141** / **142** 天

# 孕6月关键营养素

这个月，孕妈妈胃口大开，容易发胖或便秘，孕妈妈应多吃富含膳食纤维的蔬菜、水果。孕妈妈还要注意补充碘，促进胎宝宝的智力发育和机体生长。

## 膳食纤维

膳食纤维体积大，食用后能增加消化液分泌和促进胃肠道蠕动。孕妈妈适当补充膳食纤维，可增强免疫力，促进消化。孕妈妈摄入足够的膳食纤维，可有效预防妊娠并发症的发生，还可以起到通便、利尿、清理肠胃的作用。

建议孕妈妈每日的膳食纤维总摄入量为20~30克。一般来说，人们每日摄入500克蔬菜、250克水果及250克左右谷类，就能获得足够的膳食纤维。

 谷类（特别是一些粗粮）、豆类及蔬菜、薯类、水果、全麦面包等

 田园小炒/p119、芝麻拌菠菜/p119

## 碘

碘是参与甲状腺工作的重要微量元素，能促进蛋白质的生物合成，促进胎宝宝的生长发育，同时也是维持人体正常新陈代谢的主要物质。此外，碘还能促进胎宝宝的智力发育和机体生长。

孕妈妈缺碘，会使胎宝宝甲状腺合成不足，使大脑皮层中分管语言、听觉和智力的部分发育不全，严重的可能引发先天畸形等。

 海带、紫菜、鱼肝、海参、海蜇、蛤蜊、山药、白菜、菠菜、鸡蛋等

 海带紫菜汤/p111、海带猪蹄汤/p111

 用海带或紫菜做汤，不仅味道鲜美、提升食欲，也有助于孕妈妈碘的补充，如果孕妈妈生活在缺碘地区则要多吃一些含碘食物，必要的时候可以向医生或营养师寻求帮助。

| 1 | 2 | 3 | 4 | 5 | 6 | 7 | 8 | 9 | 10 | 11 | 12 | 13 | 14 | 15 | 16 | 17 | 18 | 19 |
|---|---|---|---|---|---|---|---|---|----|----|----|----|----|----|----|----|----|----|
| 孕1月 | | | | 孕2月 | | | | 孕3月 | | | | 孕4月 | | | | 孕5月 | | |

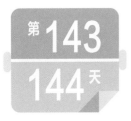

# 玉米——膳食纤维好来源

玉米中富含膳食纤维、蛋白质、脂肪、碳水化合物、维生素和矿物质等，孕妈妈适宜常吃。

## 富含膳食纤维

玉米口感香甜软糯，且富含膳食纤维，对于预防和缓解孕期便秘很有帮助。不管是正餐还是加餐，孕妈妈都可将其作为主食来食用，能平衡饮食结构，达到粗粮细粮搭配的目的，又可补充能量和维生素。

## 富含蛋白质

玉米中富含蛋白质，其中特有的胶质占30%，球蛋白质和白蛋白占20%~30%。甜玉米的天冬氨酸和谷氨酸的含量很高，这些营养物质能促进胎宝宝的大脑发育。

## 富含维生素

玉米中富含维生素，能防止细胞氧化、减缓衰老，对胎宝宝的智力发育有利。

## 富含脂肪酸

玉米中的亚油酸、油酸等脂肪酸的含量很高，这些营养物质对胎宝宝的大脑发育有帮助。

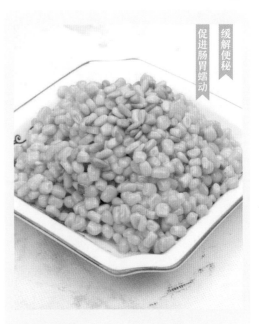

缓解便秘　促进肠胃蠕动

### 松仁玉米

**原料：** 鲜玉米粒150克，松仁、葱花、盐、白糖、水淀粉、油各适量。

**做法：**

1. 松仁洗净，玉米剥粒。

2. 锅中放油烧热，放入葱花煸香，放入鲜玉米粒翻炒至熟。

3. 加盐、糖调味，加松仁翻炒，出锅前用水淀粉勾芡即可。

胎宝宝的感觉器官日新月异，味蕾也已形成

| 22 | 23 | 24 | 25 | 26 | 27 | 28 | 29 | 30 | 31 | 32 | 33 | 34 | 35 | 36 | 37 | 38 | 39 | 40 |
|----|----|----|----|----|----|----|----|----|----|----|----|----|----|----|----|----|----|----|

孕6月　　　　　孕7月　　　　　孕8月　　　　　孕9月　　　　　孕10月

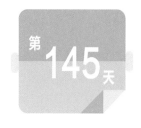

第 **145** 天

## 孕中期保胎，远离这些食物

孕中期虽不是孕妈妈流产的高发期，但不恰当的饮食也会引起孕妈妈强烈的宫缩，容易导致早产或流产，孕妈妈应避免食用这些食物。

### 远离芦荟

芦荟本身含有一定的毒素，孕妈妈若饮用芦荟汁，可能会导致流产。

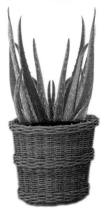

没有经过处理的芦荟也不能用来做面膜。

### 远离螃蟹

螃蟹有活血祛瘀的功效，而且性寒，孕妈妈吃后血流更畅，易造成胎动不安，甚至可能导致流产。

### 远离甲鱼

甲鱼有大补的作用，孕妈妈本身就内热，食用甲鱼很有可能导致上火甚至流产。

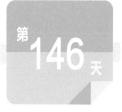

第 **146** 天

## 营养又促消化的食物

孕期胎盘分泌大量的孕激素，使孕妈妈胃酸分泌减少，吃进去的食物在胃肠道停留的时间过长，易导致便秘。

### 轻松排便，宜吃这些食物

过于精细的饮食会造成排便困难，因此孕妈妈要适当吃些富含膳食纤维的蔬菜、水果和杂粮。苹果、香蕉、梨、葡萄、菠菜、黄瓜、海带、芹菜、韭菜、白菜、红薯、玉米等，可以促进肠道蠕动，软化粪便，起到润滑肠道、帮助排便的作用，还能预防便秘和痔疮。

含有油脂、果胶等有润滑肠道作用的食物，也可以预防便秘，如芝麻、杏仁、松子仁、蜂蜜等。

# 缓解便秘的食谱推荐

便秘是很多孕妈妈的难言之隐，孕妈妈要合理调整饮食，适量食用富含膳食纤维的食物缓解便秘。

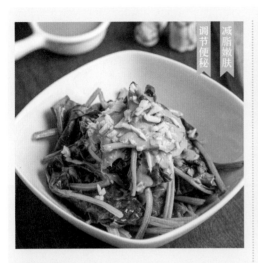

调节便秘　减脂嫩肤

## 麻酱菠菜

原料：菠菜200克，葱、姜、蒜、麻酱、盐、香油、醋各适量。

做法：

1. 菠菜择去老叶，切根、洗净。

2. 菠菜汆烫后沥水，放凉。

3. 葱、姜切末，蒜去皮，切末；再将麻酱、葱末、姜末、蒜末、盐、香油、醋一同放碗内搅匀调汁。

4. 将放凉的菠菜切成段，淋上调好的麻酱汁即可。

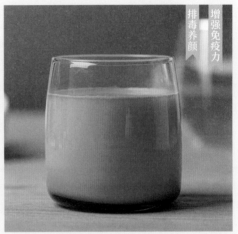

排毒养颜　增强免疫力

## 胡萝卜苹果汁

原料：胡萝卜80克，苹果100克，熟蛋黄1个，牛奶150毫升。

做法：

1. 苹果去皮、去核；胡萝卜洗净，切块。

2. 苹果、胡萝卜，连同熟蛋黄和牛奶一起，放入料理机内搅打均匀即可。

胎宝宝已经能尝出来羊水的味道啦

# 好吃不胖的饮食法

要控制体重，并非少吃就可以，孕妈妈可从进食的技巧、食物的烹调方式、食物的选择等方面来控制体重，科学又健康。

## 改变进食顺序

孕妈妈可以按照先喝水、再喝汤、再吃青菜、最后吃主食和肉类的进食顺序来用餐，以便更好地控制体重。

日常生活中可以培养一些好的进食习惯，比如：

1. 养成三餐必吃的习惯。

2. 生菜、水果沙拉应去掉沙拉酱后再吃，或不加沙拉酱。

3. 少吃肥肉，多吃瘦肉。

4. 不吃油炸食品。

5. 带汤汁的菜肴，将汤汁稍微沥干后再吃。

6. 吃饭勿淋肉臊、肉汤。

7. 用开水或不加糖的饮料及鲜榨果汁取代含糖饮料及果汁饮料。

## 改变烹调方式

烹调方式会影响食物的营养素的保留，越是简单的烹调方式越容易保留更多的营养。

尽量采用水煮、蒸、炖、凉拌、快炒的烹调方式。

烹调时少加糖、少勾芡。

青菜可以多吃，但最好以烫为主，或将汤汁沥干，以减少油脂的摄取。

少采用糖醋、醋熘、油炸、油煎的烹调方式。

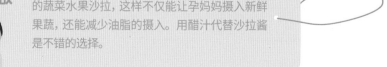

准爸爸可以为孕妈妈制作低热量又富含营养的蔬菜水果沙拉，这样不仅能让孕妈妈摄入新鲜果蔬，还能减少油脂的摄入。用醋汁代替沙拉酱是不错的选择。

| 1 | 2 | 3 | 4 | 5 | 6 | 7 | 8 | 9 | 10 | 11 | 12 | 13 | 14 | 15 | 16 | 17 | 18 | 19 |
|---|---|---|---|---|---|---|---|---|---|---|---|---|---|---|---|---|---|---|

孕1月　　　　孕2月　　　　孕3月　　　　孕4月　　　　孕5月

## 第 150 151 天

## 板栗——强身健骨的"千果之王"

胎宝宝进入快速成长期，孕妈妈需要更多的能量和营养。常吃板栗可以强身健骨，同时消除疲劳，好处多多。

### 富含叶酸、维生素 E

板栗富含多种营养，既能帮助孕妈妈补充叶酸，又能帮助胎宝宝生成血细胞，并且能促进胎宝宝神经系统的发育。

板栗中的维生素 E 和 B 族维生素还有预防流产、安胎保胎的功效。

板栗口感香甜，味甘性温，有养胃健脾的作用。如果孕妈妈胃口不佳，可以吃些板栗来改善肠胃功能。同时，板栗中含有大量对孕妈妈身体有益的矿物质，常吃板栗可以健骨强身，还有消除疲劳的作用。

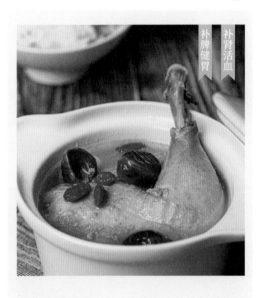

补脾健胃 补肾活血

### 板栗烧仔鸡

原料：板栗 100 克，仔鸡 1 只，高汤、酱油、料酒、盐、白糖各适量。

做法：

1. 板栗用刀开一小口，放入锅中，加适量清水，大火煮 10 分钟，捞出去壳。

2. 仔鸡洗净，切块，放酱油、白糖、盐、料酒腌制 30 分钟。

3. 将板栗、仔鸡放入锅中，加入高汤，调入酱油、料酒、白糖，焖至仔鸡熟烂即可。

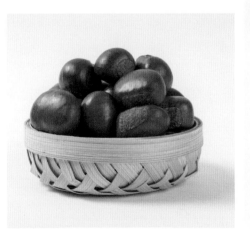

胎宝宝的体重明显增加了许多

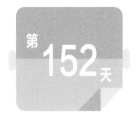

## 谨慎对待排胎毒

**第152天**

民间说的胎毒即内热，老一辈人排胎毒有各种各样的方法，如开口茶、龟苓膏或凉茶，但这些并不适合孕妈妈饮用，盲目服用会有健康隐患。

### 合理膳食，促进排便，忌偏方

孕期要采取科学合理的饮食，多喝水，多吃蔬菜，促进排便。避免服用排胎毒的中药，如甘草、黄连、朱砂、牛黄、轻粉等。

另外，孕妈妈要仔细询问为自己做产前检查的医生，听从医生的指导。用偏方排胎毒不但不科学，还可能给孕妈妈和胎宝宝带来健康风险。

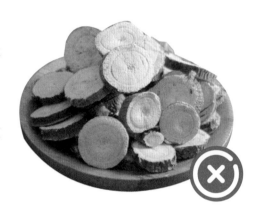

## 吃荔枝有宜忌

**第153天**

孕妈妈在怀孕时本来体质就是偏热的，如果过多食用荔枝，很容易出现便秘、上火、口腔溃疡等问题，所以建议孕妈妈少吃为宜。

### 荔枝多糖易上火

荔枝富含糖、蛋白质、脂肪、钙、磷、铁及多种维生素等营养成分，夏日食荔枝能消暑生津，其壳煎水代茶可消食化滞。

孕妈妈吃荔枝每次以100~200克为宜，如果大量食用可引起高血糖。

如果血糖浓度过高，导致糖代谢紊乱，会导致糖从肾脏排出而出现糖尿。虽说高血糖可在2小时内恢复正常，但是，反复大量吃荔枝可使血糖浓度持续增高，造成妊娠期高血糖。

第154天

# 健康益脑的补碘食谱推荐

碘是人体的"智力元素",为了优生优育,孕妈妈适量补碘是有必要的。

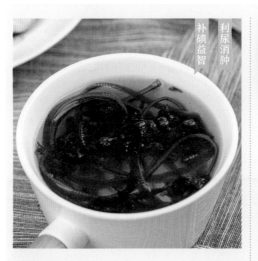

补碘益智 利尿消肿

## 海带紫菜汤

原料:海带50克,紫菜5克,盐、生姜、香油各适量。

做法:

1. 将海带洗净,切丝;生姜切丝。

2. 将砂锅里加适量清水,放入海带丝和生姜丝煮5分钟。

3. 再加入紫菜,继续煎煮30分钟,调入香油和盐即可。

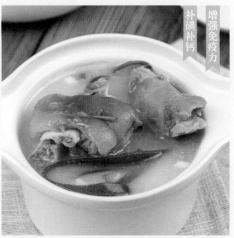

补碘补钙 增强免疫力

## 海带猪蹄汤

原料:猪蹄1个,黄豆30克,海带50克,葱、姜、盐各适量。

做法:

1. 黄豆、海带洗净,泡发;猪蹄处理干净,切块;葱切段、姜切片。

2. 锅内水烧开,下入猪蹄焯水,捞出沥干水分。

3. 砂锅置于火上,放入海带、葱段、姜片、黄豆、猪蹄,大火煮开后转小火煲煮2小时。

4. 出锅前放盐调味即可。

胎宝宝几乎完成了所有器官系统的构造

| 22 | 23 | 24 | 25 | 26 | 27 | 28 | 29 | 30 | 31 | 32 | 33 | 34 | 35 | 36 | 37 | 38 | 39 | 40 |
|---|---|---|---|---|---|---|---|---|---|---|---|---|---|---|---|---|---|---|

孕6月　　　孕7月　　　孕8月　　　孕9月　　　孕10月

**第23周**

**第 155**

**156 天**

# 预防妊娠斑纹这样吃

虽然妊娠纹和妊娠斑在产后会变淡，不过在孕期就加以预防，效果会好很多。用食疗对付这些讨厌的斑斑纹纹，方便、健康又有效。

## 有助于缓解妊娠纹的食物

1. 对抗妊娠纹最有效的食物是番茄，番茄所含有的番茄红素具有很强的抗氧化能力。

2. 西蓝花含有丰富的维生素 A、维生素 C 和胡萝卜素，能增强皮肤的抗损伤能力，有助于保持皮肤弹性。

3. 猪蹄中丰富的胶原蛋白可以有效对付妊娠纹，增强皮肤弹性和韧性，对延缓衰老具有特殊意义。

4. 黄豆中所富含的维生素 E 能抑制皮肤衰老，增加皮肤弹性，防止色素沉着于皮肤，还能美化肌肤，润泽容颜。

## 有助于缓解妊娠斑的食物

妊娠斑一般出现于怀孕 4 个月以后，是一种黄褐色的蝴蝶斑，是脑垂体分泌的促黑激素造成的。

各类新鲜水果、蔬菜含有丰富的维生素 C，具有消褪色素的作用，比如柠檬、猕猴桃、番茄、土豆、圆白菜、菜花。瓜菜中的冬瓜、丝瓜，豆类中的黄豆，它们也具有很好的美白功效。

牛奶有改善皮肤细胞活性，延缓皮肤衰老，增加皮肤张力，刺激皮肤新陈代谢，保持皮肤润泽细嫩的作用。

谷皮中的维生素 E 能有效抑制过氧化脂质产生，从而起到干扰黑色素沉淀的作用。适量吃些糙米，补充营养的同时又能预防斑点的生成。

**准爸爸这样做**

番茄是有效缓解孕妈妈长斑又长纹的良好食物，准爸爸可买一些新鲜的番茄做给孕妈妈吃，来帮助孕妈妈缓解斑纹烦恼。每次洗澡后，用橄榄油帮孕妈妈搽肚皮来防止长妊娠纹。

## 第 157 / 158 天

# 养胎利产的海参

**海参**是少有的高蛋白、低脂、低糖、低胆固醇的天然滋补食物，其富含多种天然活性营养，孕妈妈适量摄取，可以很好地促进胎宝宝的生长发育。

## 对孕妈妈的益处

海参中含有丰富的铁及海参胶原蛋白，具有显著的生血、养血、补血作用，特别适合孕妈妈。

海参富含蛋白质、矿物质、维生素及多种活性物质，能够增强组织的代谢功能，增强机体细胞活力，可以帮助孕妈妈消除疲劳，提高机体免疫力，还能起到延缓衰老的作用。

## 对胎宝宝的益处

海参含有丰富的脂肪酸 EPA 和 DHA，还富含碘，有助于胎宝宝的智力发育。

海参所含的优质蛋白质是胎宝宝细胞分化、器官形成的最基本元素。

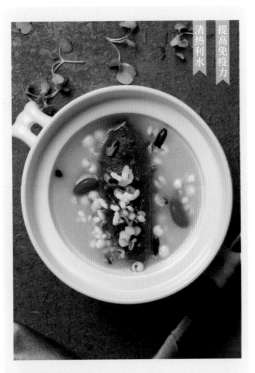

清热利水　提高免疫力

**小米炖海参**

原料：小米 50 克，干海参 1 只，鸡汤 250 毫升，枸杞子、薏米各适量。

做法：

1. 海参提前发好。

2. 小米、薏米加鸡汤炖成粥。

3. 将发好的海参放入粥中，小火再煮 30 分钟，加入枸杞子即可。

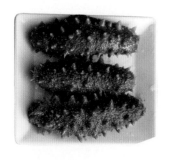

甜味会让胎宝宝高兴

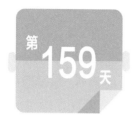

# 鲜牛奶，保质期越短越好

**第159天**

从孕中期开始，孕妈妈每日要增加牛奶及乳制品的摄入，以满足快速成长的胎宝宝对钙的需求。但孕妈妈在选购牛奶时一定要选择新鲜的，保质期越短越好。

## 选购牛奶需注意

孕妈妈在购买牛奶时，选择那些保质期只有一周甚至一两天的牛奶更好。这种牛奶采用的是巴氏杀菌法，既能达到安全饮用标准，又能最大限度地保留鲜牛奶的营养和风味。

此外，孕妈妈不可用乳酸饮料代替奶制品。乳酸饮料含糖量高，而奶的含量很低，钙含量更少，不是真正的乳制品。

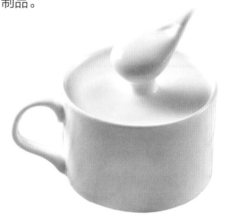

# 鱼肝油吃多了有弊端

**第160天**

鱼肝油对胎宝宝的骨骼发育有很多好处，但孕妈妈切勿滥用鱼肝油，要严格按照说明书服用。研究表明，滥用鱼肝油的孕妈妈产下畸形儿的概率反而更高。

## 过量服用鱼肝油的害处

孕妈妈体内的维生素D含量过多，会引起胎宝宝主动脉硬化，对其智力发育造成不良影响，还会导致肾损伤及骨骼发育异常，使胎宝宝出现牙滤泡移位，出生不久就有可能萌出牙齿，导致婴儿早熟。

过量服用维生素A，会使孕妈妈出现食欲减退、皮肤发痒、头痛、精神烦躁等症状，不利于胎宝宝的生长发育。

所以孕妈妈不宜过量服用鱼肝油，而要根据医生的指导来服用。平日还应经常到户外晒晒太阳，靠自身合成维生素D，比服用制剂更安全。

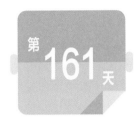

# 坚持补铁是关键

孕妈妈贫血会影响胎宝宝发育，甚至造成早产、胎宝宝体重不足及新生儿疾病等严重后果，还会增加孕妈妈患妊娠高血压综合征的概率。

## 孕妈妈缺铁，胎宝宝易贫血

孕妈妈因缺铁导致贫血，将会导致胎宝宝肝脏内铁的储存量不足，在胎宝宝出生后，会影响宝宝早期血红蛋白的合成，而导致新生儿贫血。

## 补铁补钙不能同时进行

由于钙会影响铁的吸收，孕妈妈在补铁时需要注意，在吃富含铁的食物或服用补铁剂的同时，不要服用钙补充剂；补铁剂不要用牛奶送服，因牛奶中富含钙，影响人体对铁的吸收。

## 补铁宜吃的食物

动物肝脏、鸡血、鸭血、肉类和鱼类含有丰富的铁，且能与人体内的血红蛋白直接结合，利用率高，是铁的最佳来源，孕妈妈要多吃这些富铁食物。相比大米，面食含铁更丰富，而且肠道吸收也更好。

多食用蔬果，不但可以补铁，其所含的维生素 C 还能促进铁在肠道的吸收。

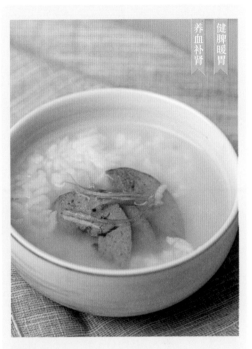

养血补肾　健脾暖胃

**鸡肝粥**

原料：鸡肝 100 克，大米 50 克，葱丝、姜末、盐各适量。

做法：

1. 鸡肝洗净，切片；大米洗净。

2. 鸡肝与大米同放锅中，加清水适量，大火煮沸后转小火煮至黏稠。

3. 待熟之时调入葱丝、姜末、盐，再次煮沸即可。

胎宝宝已经可以控制自己的身体保持平衡啦

| 22 | 23 | 24 | 25 | 26 | 27 | 28 | 29 | 30 | 31 | 32 | 33 | 34 | 35 | 36 | 37 | 38 | 39 | 40 |
|----|----|----|----|----|----|----|----|----|----|----|----|----|----|----|----|----|----|----|

孕6月　孕7月　孕8月　孕9月　孕10月

## 第24周

**第 162**

**163 天**

# 孕期体重长在哪

很多孕妈妈觉得孕期增长的体重就是产后胎宝宝的重量，但事实并非如此。除了胎宝宝的体重外，孕妈妈还有很多需要增长的重量。

## 合理增重 12 千克

孕期子宫的肌肉层迅速增长，这会让孕妈妈增重约 1 千克。

孕妈妈身体里的体液增重约 3 千克。

孕妈妈的血容量增加约 1.2 千克。

孕妈妈的乳房整个孕期会增加约 0.4 千克。

孕妈妈为哺乳储备的脂肪约 2.8 千克。

孕妈妈的胎盘约 0.6 千克。

再加上胎儿出生时的重量，约 3 千克。

综合以上，整个孕期，孕妈妈平均增长体重约 12 千克。

## 孕期体重建议增长量参考

| 阶段 | 通常情况 | 体形肥胖 | 体形瘦弱 |
|---|---|---|---|
| 孕早期（12 周） | 1~1.5 千克 | 0~1 千克 | 约 2 千克 |
| 孕中期（16 周） | 每周 0.2~0.3 千克 | 每周 0.15~0.2 千克 | 每周 0.3~0.35 千克 |
| 孕晚期（12 周） | 每周 0.3~0.35 千克 | 每周 0.2~0.25 千克 | 每周 0.4~0.45 千克 |
| 整个孕期 | 8~10 千克 | 5~7 千克 | < 13 千克 |

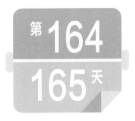

# 如何控制体重过快增长

不少孕妈妈处在孕中期，已经增重 10 千克。体重增加过快，使许多孕妈妈担心，而且这也是妇产科医生关心的问题。

## 定期称体重

孕期要定期称体重，可以是早晨起床后或晚上临睡前，并将体重数字记录下来。同时，把每天吃的食物、数量记录下来，这样可以不断地提醒孕妈妈注意饮食内容，以免吃进过量食物，让体重直线上升。

## 饭后散步 1 小时

散步是最休闲也是最有效的消耗热量、帮助消化的方法，尤其是晚餐胃口比较好的孕妈妈。忙碌了一天，吃完晚饭，和准爸爸一起出去散步，这不但可以缓解疲劳，还增进夫妻感情。

## 避免晚睡晚起

怀孕后，要改掉晚睡晚起的生活习惯。在孕期，规律的生活作息是必需的，即使休息在家也不能晚睡晚起，这样很容易使体重增加，而且孕妈妈的作息很容易影响到胎宝宝。

## 转移注意力

休闲在家的日子，孕妈妈可以将自己的兴趣和胎教结合起来，读读书、听听音乐，制作些手工制品等，时间便在即将为人母的快乐中度过，根本无暇顾忌想吃的欲望。

## 想象产后瘦身的辛苦

产后想瘦身真的太难了，一定要在孕期合理控制好体重，免得生完再烦恼。因此，从怀孕开始，孕妈妈就要时时提醒自己，尽量不要陷入产后瘦身的深渊中。

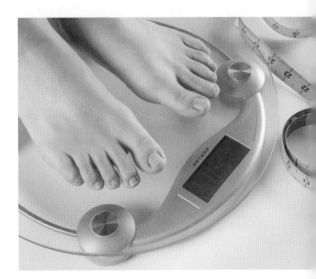

孕妈妈的手指、脚趾和关节韧带会变得松弛

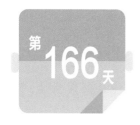

## 方便面少吃为宜

**第166天**

方便面等快餐食品已越来越多地进入家庭，但方便面所含营养有限，含盐量又相对较高，不宜多吃。

### 方便面防腐剂、味精多

方便面的主要成分是碳水化合物，含蛋白质及脂肪较少，汤料中含有味精、盐等调味品。有的方便面还含有色素、糖精及防腐剂，这些对身体都会造成不良影响。

### 方便面营养素少

方便面的精制面粉中维生素含量较少，油炸高温使维生素进一步遭到破坏，而且含膳食纤维少，即使是各种鸡肉、牛肉、海鲜口味的方便面，也只是起到调味作用，其中肉汁的成分非常少，远远满足不了孕妈妈每天所需要的营养。

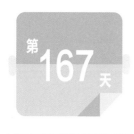

## 吃爆米花不要贪多

**第167天**

爆米花香脆可口，是很多人都喜欢吃的小零食。爆米花是由玉米粒和糖制成的，成分单一，营养价值不高，一般不建议孕妈妈过多吃爆米花。

### 易发胖

爆米花热量较高，多吃容易发胖。其所提供的热量有45%都来源于脂肪，而这些脂肪通常为反式脂肪酸，会使孕妈妈体内的低密度胆固醇增多。爆米花还含有甜味剂和香精等物质，这些对胎宝宝的生长发育也不利。

### 易引发高血压

爆米花的钠含量非常高，大大超出了孕妈妈每日适宜的钠摄入量。

经常吃爆米花等钠含量高的食物，会增加患妊娠高血压的风险。

# 膳食纤维多多的蔬菜

蔬菜宜多采用凉拌、快炒等方式，可减少维生素在烹饪过程中的流失。此外还要注意清淡少盐，防水肿。

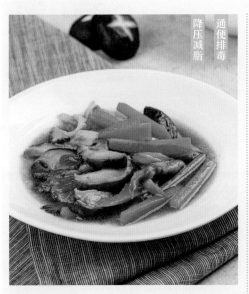

降压减脂　通便排毒

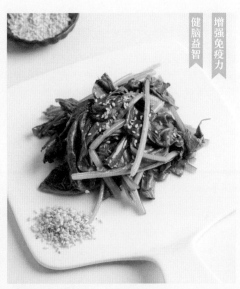

健脑益智　增强免疫力

## 田园小炒

原料：西芹100克，香菇、蘑菇、胡萝卜各50克，盐、油各适量。

做法：

1. 西芹择去叶，洗净，切段，入沸水中焯烫一下，捞出沥干。

2. 香菇、蘑菇洗净、切块；胡萝卜切条。

3. 锅内放油烧热，依次放入芹菜段、胡萝卜条、香菇块、蘑菇块，翻炒均匀。

4. 加一点点水和盐，炒熟即可。

## 芝麻拌菠菜

原料：菠菜200克，熟白芝麻20克，盐、香油、醋各适量。

做法：

1. 菠菜洗净，切段，焯烫一下，捞出沥干。

2. 菠菜段放入碗中，加入适量盐和醋，撒上熟白芝麻，淋上香油，拌匀即可。

胎宝宝可以听见孕妈妈的心跳声啦

| 22 | 23 | 24 | 25 | 26 | 27 | 28 | 29 | 30 | 31 | 32 | 33 | 34 | 35 | 36 | 37 | 38 | 39 | 40 |
|---|---|---|---|---|---|---|---|---|---|---|---|---|---|---|---|---|---|---|
| 孕6月 | | | 孕7月 | | | | 孕8月 | | | | 孕9月 | | | | 孕10月 | | | |

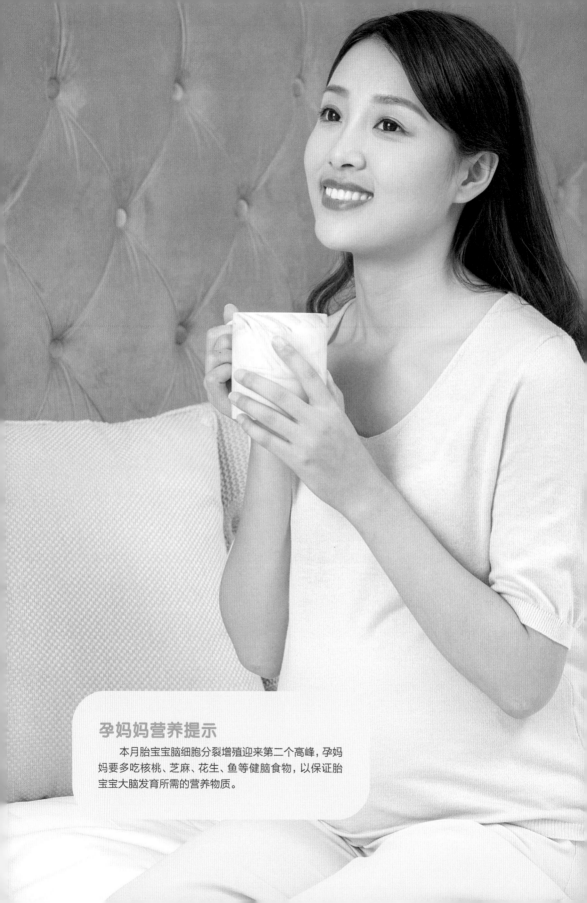

### 孕妈妈营养提示

　　本月胎宝宝脑细胞分裂增殖迎来第二个高峰，孕妈妈要多吃核桃、芝麻、花生、鱼等健脑食物，以保证胎宝宝大脑发育所需的营养物质。

# 孕 7 月（第 25~28 周）

## 胎宝宝成长发育

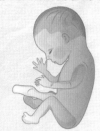

### 第 25 周

胎宝宝体重稳定增长，皮肤变得舒展了一些，大脑细胞迅速增殖分化，体积增大，越来越像一个可爱的小人儿了。

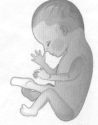

### 第 26 周

胎宝宝已经会吸气和呼气，眼睛已经形成，听觉也很敏锐，能随着音乐而移动，还能对触摸有反应。

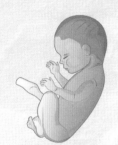

### 第 27 周

到本周，胎宝宝身长可达 30 厘米左右，体重也接近 900 克。大脑异常活跃，脑组织也快速增长，现在的胎宝宝越来越大，可爱极了。

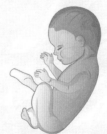

### 第 28 周

本周胎宝宝身长约 37 厘米，体重增至 1000 克左右，脂肪继续积累，睫毛也长出来了，眼睛能睁开也能闭上，还会自主练习呼吸。

现在的胎宝宝有柚子那么大了。头发约有 0.5 厘米长，手指甲和脚指甲都出现了。每天都在锻炼还没有发育成熟的肺叶；视网膜的发育完全形成，已经能够区分明暗。身体上仍旧有很多褶皱，看起来粉粉的。

第25周

第 **169**

**170** 天

# 孕 7 月关键营养素

孕 7 月，孕妈妈要特别注意预防贫血，补铁的同时还要继续补充具有造血功能的维生素 $B_{12}$，还要适量补充脂肪，给身体增加能量。

## 维生素 $B_{12}$

维生素 $B_{12}$ 是人体三大造血原料之一，除了参与造血功能外，还能增加人体的精力，使神经系统保持健康状态，具有消除疲劳的作用。

维生素 $B_{12}$ 缺乏会导致肝功能和消化功能出现障碍，孕妈妈缺少维生素 $B_{12}$ 会产生疲劳、精神抑郁、抵抗力降低、记忆力衰退等症状。

维生素 $B_{12}$ 很难直接被人体吸收，和叶酸、钙元素一起摄取，有助于维生素 $B_{12}$ 的吸收。孕妈妈每日摄入维生素 $B_{12}$ 以 2.6 微克为宜。

**食物来源** 肉类及肉制品、动物肝脏、鱼、贝壳类、蛋类、乳类及乳制品等

**推荐食谱** 排骨玉米汤 /p129、粉蒸排骨 /p129

## 脂肪

脂肪是身体活动所需能量的主要来源之一，是人类膳食中不可缺少的营养素。脂肪也是构成人体器官和组织的重要部分，还可帮助运载和促进脂溶性维生素的吸收。

如果吸收脂肪过少，会造成热量的摄入不足和必需脂肪酸的缺乏，引发皮肤疹、泌乳障碍等多种问题。

建议孕妈妈每天补充 20~30 克脂肪，最好不要超过 50 克。如果脂肪摄入过量，会导致孕妈妈肥胖、胎宝宝过大，易发生妊娠合并症等。

**食物来源** 鱼类、动物肝脏、肉类、蛋黄、奶制品、植物油、橄榄油、菜籽油、核桃、花生等

**推荐食谱** 腐竹烧带鱼 /p137、豆芽排骨汤 / p137

**准爸爸这样做**　准爸爸在给孕妈妈烹饪菜肴的时候，不要只用一种油，花生油、玉米油、葵花子油、橄榄油等可以轮换着吃。不同的植物油含有的营养素不同，换着吃更有利于营养素的均衡。

| 1 | 2 | 3 | 4 | 5 | 6 | 7 | 8 | 9 | 10 | 11 | 12 | 13 | 14 | 15 | 16 | 17 | 18 | 19 |
|---|---|---|---|---|---|---|---|---|---|---|---|---|---|---|---|---|---|---|
| | 孕1月 | | | | 孕2月 | | | | 孕3月 | | | | 孕4月 | | | | 孕5月 | |

# 晚餐"三不宜"

**第 171 172 天**

晚餐不宜吃太多，以免影响消化，也不能吃太少，以免能量提供不足。正确的晚餐应该是吃八分饱，以自我感觉不饿为宜。菜肴以清淡为主，以减轻肠胃消化负担。

## 不宜过迟

如果晚餐后不久就上床睡觉，不但会加重肠胃的负担，还会导致难以入睡或睡不安稳，严重时还可能引发胃痛。

## 不宜吃太多肉

晚餐进食大量蛋、肉、鱼等，在饭后活动量减少及血液循环放慢的情况下，胰岛素会将血脂转化为脂肪，积存在皮下或血管壁上，长此以往，容易导致发胖及患上心血管系统疾病。

## 不宜吃得过咸

晚餐吃得过咸容易引发口渴，若孕妈妈喝入大量水，可能导致半夜有尿意，需要起床如厕，不利于睡眠。而且吃得太咸容易引发下肢水肿。

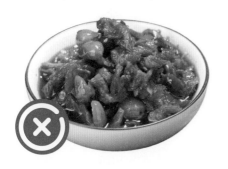

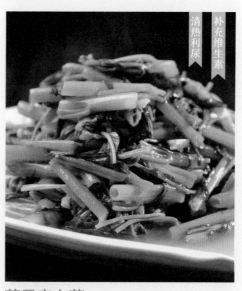

清热利尿 补充维生素

**蒜香空心菜**

**原料：** 空心菜 200 克，蒜、白糖、盐、香油各适量。

**做法：**

1. 空心菜洗净，切段；蒜切末。

2. 水烧开，放入空心菜焯烫一下，捞出沥干。

3. 将蒜末、白糖、盐和少量水调匀，浇入热香油，拌成调味汁，将调味汁和空心菜拌匀即可。

胎宝宝的大脑神经发育进入高峰期

第173天

## 吃饭不要太急太快

孕妈妈进食是为了吸收足够的营养，保证自身和胎宝宝的需要。吃饭时若狼吞虎咽，食物没有经过充分咀嚼就进入胃肠道。会降低营养吸收率。

### 降低营养吸收率

食物未经充分咀嚼就进入肠胃道，与消化液接触的面积会大大缩小，影响食物与消化液的混合，相当一部分营养不能被吸收利用，降低食物的营养吸收率。

### 不易消化

人体靠消化液内的各种消化酶将食物的大分子结构变成小分子结构。慢慢咀嚼食物会促进胃液分泌，增加消化液内的含酶量，有利于人体摄取食物的营养。如果食物不经充分咀嚼就进入肠胃，在消化液不充足的情况下，食物会对肠胃造成负担或损伤消化道黏膜。

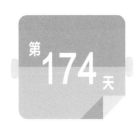

第174天

## 少盐多蔬果，轻松去水肿

孕中期，孕妈妈常发生下肢水肿的情况，多是由于胎宝宝发育、子宫增大，压迫盆腔血管，使下肢血液回流受影响所致，经过卧床休息后就可以消退或减轻。

### 有助缓解水肿的食物

多吃蔬菜瓜果，少吃含盐量高的食物，这样有助于消肿。同时，必须改善营养结构，增加饮食中蛋白质的摄入，以提高血浆中血红蛋白的含量，改变胶体渗透压，以便于将组织中的水分带回到血液中。

冬瓜、鸭肉、荸荠等食物都有利水消肿的功效，非常适合孕妈妈食用。此外，鲤鱼、红豆、茯苓、芡实等，具有健脾补血的功效，能够补益气血，调理脾胃，可以预防水肿，孕妈妈也可适当摄入。

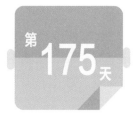

# 少盐无味? 酸甜来解救

为了对抗水肿,孕妈妈需要限制饮食中的盐分,在缺少盐分的情况下,可以借助甜味和酸味来调节食物的味道,或是充分发挥食材本身的鲜香。

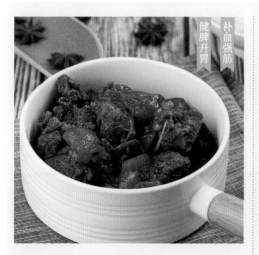

补血强筋 健脾开胃

**番茄炖牛肉**

原料:牛肉 150 克,番茄 100 克,水淀粉、酱油、白糖、姜片、高汤、油各适量。

做法:

1. 牛肉洗净,放入锅中,加适量水、姜片,小火炖烂。

2. 牛肉沥干,切块;番茄洗净、切块。

3. 锅中放油,煸炒番茄至析出汤汁,再放酱油、白糖、姜片、高汤拌匀。

4. 放入牛肉块,小火煮 5 分钟,最后用水淀粉勾芡即可。

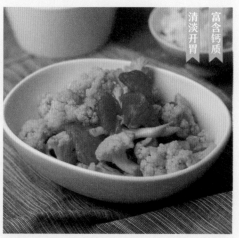

富含钙质 清淡开胃

**番茄炒菜花**

原料:菜花 100 克,番茄 1 个,葱段、姜片、盐、油各适量。

做法:

1. 菜花洗净,掰成小朵,放入沸水焯烫 2 分钟,捞出沥干;番茄洗净,切块。

2. 锅内倒油烧热,下入葱段、姜片爆香,放入番茄,翻炒至番茄块软烂,析出汤汁。

3. 再下入菜花,继续翻炒至熟透,加适量盐调味即可。

在 4 周内,胎宝宝身长与体重几乎双双翻倍

## 第26周

第 **176**

**177** 天

# 适量摄入碳水化合物

孕中期孕妈妈消耗的能量较多，适量摄入优质的碳水化合物对孕妈妈和胎宝宝都很重要。但是怎么摄取、摄取多少，都是有讲究的。

## 缺乏碳水化合物，易头晕低血糖

碳水化合物即糖类物质，人体所需的能量中有 70% 来自碳水化合物。它提供热量，维持心脏和神经系统正常活动，具有保肝解毒的功能。

如果在孕期缺乏碳水化合物，就缺少能量，孕妈妈会出现消瘦、低血糖、头晕、无力等症状。

## 富含碳水化合物的食物

一般情况下碳水化合物不容易缺乏，但在孕中期孕妈妈消耗的能量较多，需要适量摄入碳水化合物来维持每日能量供给。

每天应摄入 500 克左右碳水化合物，可根据体重的增加情况来调整。

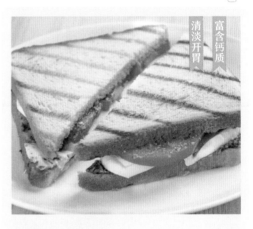

清淡开胃　富含钙质

### 奶酪三明治

原料：全麦面包 2 片，奶酪 1 片，番茄 1 个。

做法：

1. 番茄洗净，切片。

2. 将面包片放入烤箱中烤一下。

3. 将番茄片、奶酪夹在面包中，沿对角线切开即可。

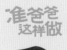

准爸爸这样做

准爸爸可以在早餐时为孕妈妈制作各种三明治，再配一杯热牛奶。午餐和晚餐可多选用豆类或豆制品，同时，用香菇、番茄等来丰富菜肴的味道。

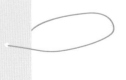

| 1 | 2 | 3 | 4 | 5 | 6 | 7 | 8 | 9 | 10 | 11 | 12 | 13 | 14 | 15 | 16 | 17 | 18 | 19 |
|---|---|---|---|---|---|---|---|---|---|---|---|---|---|---|---|---|---|---|
| 孕1月 | | | | 孕2月 | | | | 孕3月 | | | | 孕4月 | | | | 孕5月 | | |

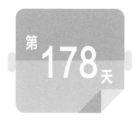

## 食用核桃油，宝宝更聪明

**第178天**

本月胎宝宝机体和大脑的发育速度加快，对脂质及必需脂肪酸的需求增加。孕妈妈可适当增加烹调所用植物油，特别是核桃油，富含亚麻酸，益智又有营养。

### 核桃油富含亚麻酸

亚麻酸仅存于亚麻子油、核桃油等少数的植物油中，食用核桃油可有效补充 DHA，为胎宝宝的智力发育、神经系统和视网膜发育提供营养保障。

### 核桃油食用量

食用核桃油要注意食用量和食用方法，一般成人每日 10~25 毫升。核桃油虽好，但也不宜过量。

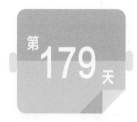

## 煮点花生当零食

**第179天**

花生又叫长寿果或植物肉，它含有优质蛋白质、丰富的钙质和微量元素，有和胃、健脾、滑肠、润肺、化痰、养气的作用。

### 花生营养丰富全面

花生仁富含不饱和脂肪酸、蛋白质、可溶性膳食纤维，此外，还含有糖、钙、磷、卵磷脂、胆碱以及维生素 A、B 族维生素、维生素 E 等，营养丰富而全面。

### 花生摄入要适量

体质虚弱以及具有过敏体质的孕妈妈要谨慎食用花生，以免造成食物过敏或腹泻等不良症状。孕期吃花生应该以煮食为主。

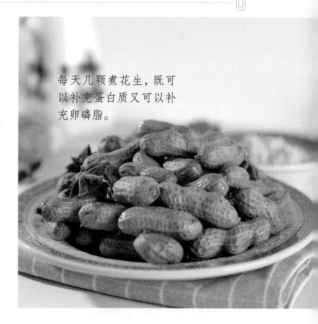

每天几颗煮花生，既可以补充蛋白质又可以补充卵磷脂。

孕妈妈要注意合理增重

| 22 | 23 | 24 | 25 | 26 | 27 | 28 | 29 | 30 | 31 | 32 | 33 | 34 | 35 | 36 | 37 | 38 | 39 | 40 |
|----|----|----|----|----|----|----|----|----|----|----|----|----|----|----|----|----|----|----|
| 孕6月 | | | 孕7月 | | | | 孕8月 | | | | 孕9月 | | | | 孕10月 | | | |

## 第 180 181 天

# 六类鱼不要吃

鱼体内有一种特殊脂肪酸与人体大脑中的"开心激素"有关，能使孕妈妈获得一份好心情，有助于优生，但有些鱼孕妈妈要尽量少吃或者不吃。

### 被污染的鱼不能吃

被酚、重金属或农药污染的鱼，体内含有生物毒素的鱼，容易导致中毒，孕妈妈一定不要吃。

如果孕妈妈经常吃鱼或海产品，一定要注意选择没有受污染的食用，最好挑选不同种类的鱼轮换着吃，尽量不在同一时间段内重复吃同一种鱼。

### 带寄生虫的鱼不要吃

鱼肉中可能存在某些寄生虫，除了加工时要彻底洗干净外，烹调时也要注意煮熟、煮透。

### 汞含量高的鱼类不能吃

鲨鱼、鲭鱼王、旗鱼、方头鱼这四种鱼的汞含量高，孕妈妈最好少吃或不吃。

### 咸鱼、熏鱼、鱼干慎吃

咸鱼、熏鱼以及鱼干含亚硝胺类致癌物质较高，不应该过多食用，煎、炸，特别是烧焦的鱼一定少吃或不吃。

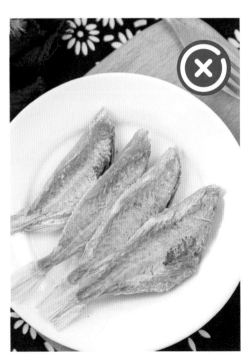

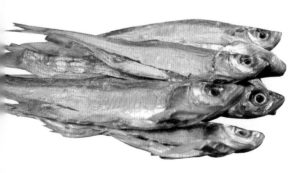

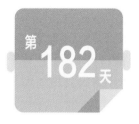

# 富含维生素 B₁₂ 的食谱

第182天

维生素 $B_{12}$ 在肉类中含量丰富，是造血必不可少的营养素，而且有消除疲劳的作用，但单独食用维生素 $B_{12}$ 不利于吸收，可以与含钙丰富的食物一起食用。

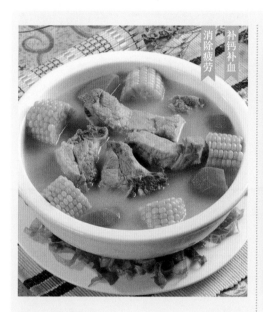

消除疲劳　补钙补血

## 排骨玉米汤

原料：排骨 200 克，玉米 1 根，胡萝卜半根，盐适量。

做法：

1. 排骨洗净、斩块，入开水焯去血水，捞出沥干；玉米、胡萝卜洗净、切段。

2. 将排骨块、玉米、胡萝卜放入锅中，加入适量水，大火煮沸后转小火煮 2 小时。

3. 最后加盐调味即可。

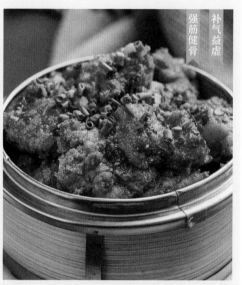

强筋健骨　补气益虚

## 粉蒸排骨

原料：排骨 500 克，蒜末、米粉、老抽、白糖、盐各适量。

做法：

1. 排骨洗净、切段。

2. 将老抽、蒜末、白糖、盐抹到排骨段上，腌制 30 分钟。

3. 将排骨段均匀裹上米粉。

4. 取蒸笼，将排骨段铺上，大火蒸 30 分钟即可。

孕妈妈要警惕妊娠糖尿病

## 第27周

# 乌鸡补血强身

乌鸡的营养非常丰富，不仅有蛋白质，还有多种维生素、钙、磷、铁以及烟酸等，适合孕妈妈食用。乌鸡中的脂肪含量很低，对孕期管理体重很有帮助。

## 补虚强身

乌鸡含有人体不可缺少的赖氨酸、蛋氨酸和组氨酸，有相当高的滋补药用价值，能调节人体免疫功能和抗衰老，是不可多得的滋补佳品。

## 预防缺铁性贫血

研究表明，动物性食物中的铁和锌等矿物质的吸收率比植物性食物高2倍。孕妈妈常吃乌鸡，可以有效防治缺铁性贫血。

## 预防妊娠高血压

乌鸡是低脂肪、低糖的食物，可以降低血液中的胆固醇和中性脂肪，有效预防妊娠高血压综合征。

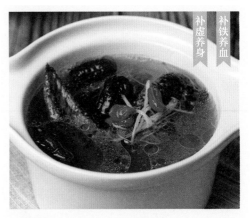

补虚养身　补铁养血

### 红枣乌鸡汤

**原料：** 乌鸡 1 只，红枣 6 个，枸杞子、葱丝、姜丝、盐各适量。

**做法：**

1. 乌鸡收拾干净，切成块。

2. 锅内放入乌鸡块、红枣、枸杞子、葱丝、姜丝，加入适量清水，大火煮沸后转小火煮 1 小时。

3. 出锅前加入盐调味即可。

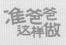 

**准爸爸这样做**

准爸爸要多做一些清淡可口的饭菜，防止孕妈妈体重增加过快，对分娩造成影响。多用铁锅进行烹饪，以预防缺铁性贫血。适当给孕妈妈吃一些木耳不仅能够补铁，还有助于保持肠道清洁。

# 牛奶的花样食谱

孕期每天喝一杯牛奶，补钙又补铁。偶尔孕妈妈不太想喝牛奶，也可以用花样做法帮助孕妈妈摄入牛奶。

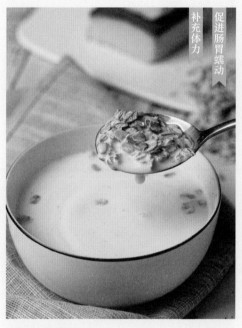

促进肠胃蠕动　补充体力

## 牛奶燕麦粥

原料：牛奶 250 毫升，燕麦片、山药各 50 克，白糖适量。

做法：

1. 山药洗净，去皮，切块。

2. 将牛奶倒入锅中，放入燕麦片、山药块，用小火煮。

3. 边煮边搅拌，煮至燕麦片、山药块熟烂，加适量白糖调味即可。

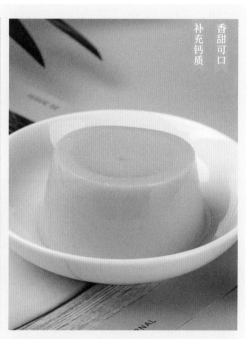

香甜可口　补充钙质

## 牛奶布丁

原料：牛奶 200 毫升克，鸡蛋 2 个，吉利丁、白糖各适量。

做法：

1. 将鸡蛋倒入碗中搅散。

2. 倒入牛奶，加入吉利丁、白糖，搅拌均匀。

3. 放入容器中，盖上保鲜膜，上锅蒸 20 分钟左右即可。

胎宝宝有 900 克左右，越来越圆润可爱

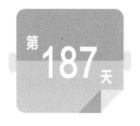

# 吃对营养素，胎宝宝视力好

宝宝拥有一双清澈明亮的眼睛，是每个父母的愿望。有些营养素能促进胎宝宝的视力发育，孕妈妈可适当摄入。

## 促进视力发育的营养素

### 维生素 A

维生素 A 是合成视网膜中感光物质的重要原料，能维持人体的正常视觉，保持弱光下的观察能力。维生素 A 在鱼、动物肝脏、蛋黄、牛奶、胡萝卜、苹果中含量丰富。

### α-亚麻酸

α-亚麻酸是组成视网膜细胞的重要物质，能促进视网膜中视红质的生成，孕妈妈平日吃些坚果即可补充此类物质。

### 牛磺酸

牛磺酸有增强视觉的功能，能促进视网膜和视觉感受器的发育，在牡蛎、海带等食物中这类营养素比较丰富。

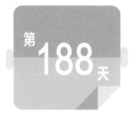

# 对抗腹胀的饮食

腹胀、胀气是孕妈妈常见的不适。腹胀所伴随的食欲不佳、便秘及因此造成的心理压力，进而导致的不易入眠、作息失调等问题，都是孕期不可忽视的烦恼。

## 造成腹胀的原因

怀孕期间，体内激素发生变化，黄体素的分泌明显活跃起来。黄体素虽然可以抑制子宫肌肉的收缩以防止流产，但它也同时会使肠道蠕动减慢，造成便秘，进而引起整个胃肠道都不舒服。

## 多吃富含膳食纤维的食物

对付腹胀比较好的办法是多吃富含膳食纤维的食物，如茭白、韭菜、芹菜、丝瓜、莲藕、萝卜等。水果中则以苹果、香蕉、猕猴桃等含膳食纤维较多。另外，用餐时不要太着急，饭后多散步，都可以缓解腹胀。

第 **189** 天

# 营养均衡的餐间小点

孕妈妈宜采用"三餐两点"的饮食方案。玉米及红薯不仅能补充丰富的膳食纤维，还能增强人体的新陈代谢，有助于营养均衡、不发胖。

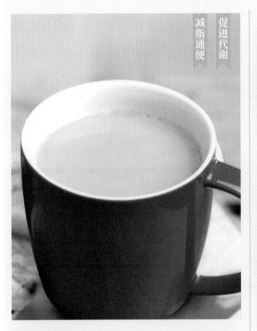

减脂通便 促进代谢

## 樱桃奶昔

原料：樱桃 50 克，牛奶 250 毫升。

做法：

1. 樱桃洗净、去核。

2. 将樱桃放入料理机，加入牛奶榨成汁即可。

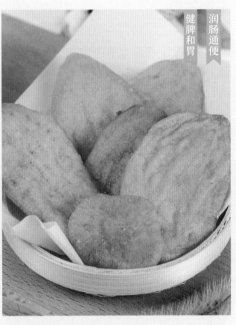

润肠通便 健脾和胃

## 烤红薯片

原料：红薯 2 个。

做法：

1. 红薯洗净，切成大片。

2. 烤箱 180℃预热 15 分钟。

3. 将红薯片放入烤盘，烤 20 分钟即可。

胎宝宝形成嗅觉，掌握了寻找母乳的本领

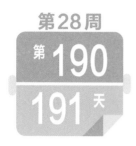

# "糖妈妈"的饮食调理

妊娠合并糖尿病是指妊娠期间出现的糖尿病。患妊娠期糖尿病的孕妈妈，营养需求与正常孕妈妈是一样的，但是需要在饮食上注意加以控制。

## 了解妊娠糖尿病

妊娠糖尿病是孕妈妈体内负责糖代谢的胰岛素分泌不足或相对不足所造成的。

孕妈妈要承担自身和胎宝宝两方面的代谢，对胰岛素的需求量增加，孕中期和孕晚期容易出现胰岛素分泌相对不足的现象，严重时会导致糖代谢障碍，引起妊娠期糖尿病。

妊娠期糖尿病会导致人体重要脏器供血不足、原发性高血压、肾脏病、心血管病等一系列严重后果，孕妈妈一定要引起重视。

## 控糖是关键

妊娠糖尿病是体内糖代谢功能和糖耐量减退所致。因此，饮食上"控糖"是关键。

建议"糖妈妈"严格控制含糖量高的食物和淀粉食物的摄入量，尤其是后者，它是日常生活中最主要的糖类物质来源。

粗杂粮如莜麦面、荞麦面、燕麦片、玉米面等含有多种微量元素、B族维生素和膳食纤维，有延缓血糖升高的作用，可用玉米面、豆面、白面混合做成馒头、面条，长期食用，既有利于降糖降脂，又能减少饥饿感。

如果是已经患上妊娠期糖尿病的孕妈妈，要严格听从医生的指导，接受治疗和饮食调整。

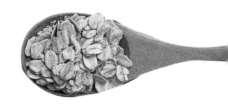

**准爸爸这样做**

孕中期是妊娠期糖尿病高发期，准爸爸要提醒孕妈妈避免吃太甜的食物，包括巧克力、可乐、果汁等。部分含糖量高的水果，如榴莲、荔枝等也要酌情减少摄入。

# 助力胎宝宝大脑发育的铜

**第 192 193 天**

铜是人体必需的微量元素，可保护血管和心脏健康，维护脑、神经细胞的发育等。尤其在胎宝宝快速生长和发育时期是必不可少的营养物质。

## 缺乏铜对胎宝宝的不利影响

铜是人体必需的微量元素，医学研究发现，孕期获得足够的铜元素对胎宝宝大脑的发育十分重要，铜缺乏会影响大脑中数种酶的活性。其中与神经系统发育关系密切的 PKC 酶，受铜缺乏的影响十分明显。

研究还发现，小脑中酶活性受缺铜的影响比大脑更为严重。由于小脑是控制运动能力和平衡的部位，酶活性的降低可能导致人体的动作协调性降低。因此，孕妈妈要适当摄取富含铜的食物。

## 铜在食物中的来源

膳食中铜的最佳来源是牡蛎等海产品和动物肝脏，粗粮、坚果和豆类等也是较好的来源。

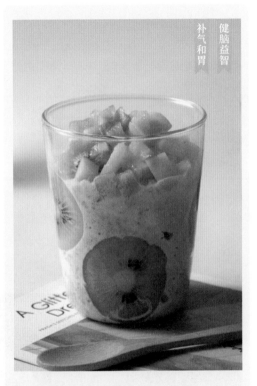

补气和胃 健脑益智

**猕猴桃燕麦酸奶杯**

原料：猕猴桃 50 克，酸奶 100 毫升，燕麦、黄桃各适量。

做法：

1. 猕猴桃、黄桃切块。

2. 燕麦和酸奶搅拌均匀，加入猕猴桃、黄桃块即可。

胎宝宝味觉感受敏锐，饮食喜好慢慢形成

## 第 194 / 195 天 · 夜宵好吃，但不能过量

孕中晚期，胎宝宝生长较快，孕妈妈消耗的能量大，很容易感觉到饥饿。不少孕妈妈会吃夜宵，不过，孕妈妈吃夜宵还是有宜忌的。

### 影响睡眠

依照人体生理变化，夜晚是身体休息的时间，吃夜宵之后，容易增加肠胃的负担，让胃肠道在夜间无法得到充分的休息。有些孕中晚期的孕妈妈常有睡眠问题，如果再吃夜宵，很可能会影响孕妈妈的睡眠质量。

### 导致肥胖

夜间身体的代谢率会下降，热量消耗也最少，因此容易将多余的热量转化为脂肪堆积起来，造成体重过重的问题，给产后身材恢复带来难题。

### 夜宵的选择

宜选择易消化且低脂肪的食物，如水果、五谷杂粮面包、燕麦片、低脂牛奶、豆浆等，最好在睡前2小时吃完。应避免高油脂、高热量的食物，如油炸食品、比萨、各式甜品等。油腻的食物会使消化变慢，加重肠胃负荷，甚至可能影响到隔天的食欲。

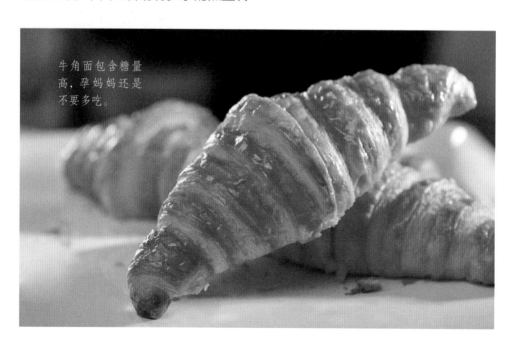

牛角面包含糖量高，孕妈妈还是不要多吃。

# 长胎不长肉的食谱

孕中晚期是体重管理的重要时期，很多孕妈妈常为管理体重发愁。但只要吃得科学，完全可以既控制了体重，又给胎宝宝充足的营养。

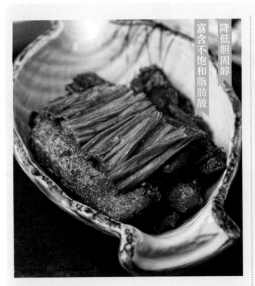

富含不饱和脂肪酸

降低胆固醇

## 腐竹烧带鱼

原料：带鱼1条，腐竹50克，老抽、料酒、葱段、姜片、醋、盐、白糖、油各适量。

做法：

1. 带鱼洗净、切段，用老抽、料酒腌1小时；腐竹洗净，用水泡发后切段。

2. 锅内放油，放入带鱼煎至金黄捞出。

3. 锅底留油，放入葱段、姜片煸炒，放入带鱼段，加入醋、盐、白糖，倒入适量水，放腐竹，炖至熟透，收汁即可。

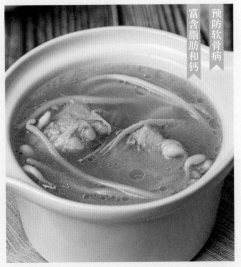

富含脂肪和钙

预防软骨病

## 豆芽排骨汤

原料：黄豆芽100克，排骨150克，盐适量。

做法：

1. 黄豆芽洗净；排骨切块，放入沸水中焯烫一下，捞出沥干。

2. 将黄豆芽、排骨放入锅中，加适量水，大火煮沸后转小火炖熟，最后加盐调味即可。

有的孕妈妈会分泌出少量乳汁，这是正常的

| 22 | 23 | 24 | 25 | 26 | 27 | 28 | 29 | 30 | 31 | 32 | 33 | 34 | 35 | 36 | 37 | 38 | 39 | 40 |
|----|----|----|----|----|----|----|----|----|----|----|----|----|----|----|----|----|----|----|
| 孕6月 | | | 孕7月 | | | | 孕8月 | | | | 孕9月 | | | | 孕10月 | | | |

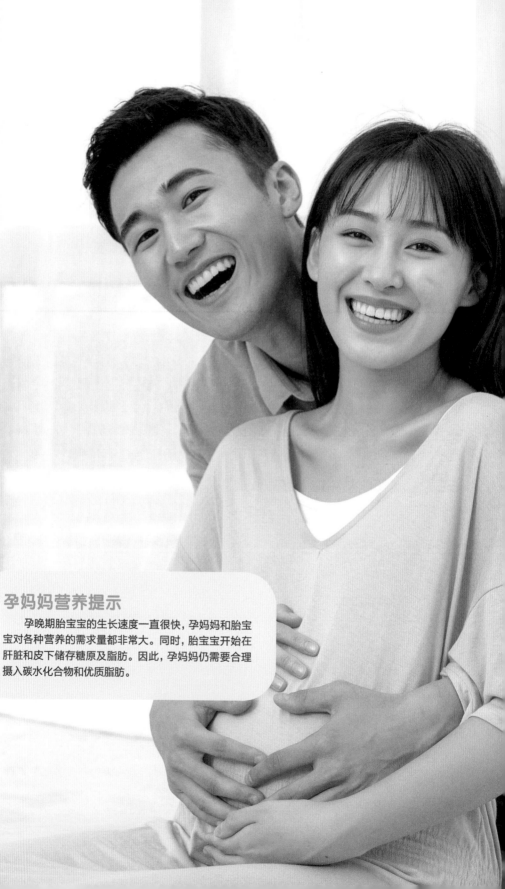

### 孕妈妈营养提示

　　孕晚期胎宝宝的生长速度一直很快，孕妈妈和胎宝宝对各种营养的需求量都非常大。同时，胎宝宝开始在肝脏和皮下储存糖原及脂肪。因此，孕妈妈仍需要合理摄入碳水化合物和优质脂肪。

# 孕 8 月 (第 29~32 周)

## 胎宝宝成长发育

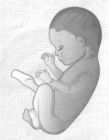

### 第 29 周

胎宝宝体重约 1300 克, 身长大约 35 厘米。大脑持续快速发育, 头继续增大。由于脑波运动, 胎宝宝形成了自己的睡眠周期, 甚至能够做梦了。

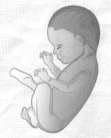

### 第 30 周

胎宝宝的眼睑睁闭更加灵活熟练, 能辨认和跟踪光源。头发更浓密, 肺部发育日趋完善, 骨髓开始造血, 骨骼也开始变硬。

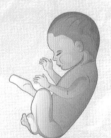

### 第 31 周

胎宝宝的皮下脂肪更丰富, 皮肤皱纹变少了。胎宝宝控制肌肉、四肢的动作更加熟练。

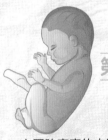

### 第 32 周

本周胎宝宝的内脏器官已经发育成熟, 五种感觉器官已经完全发育好并开始运转了。

胎宝宝的皮肤颜色变深, 大脑增大, 更为活跃, 感觉器官已经发育成熟, 能够自行调节体温和呼吸了; 而且视觉发育已经相当完善, 如果有光透过子宫壁照射进来, 胎宝宝会睁开眼睛并把头扭向光源。胎宝宝在子宫内的活动空间越来越小, 大部分会转成头部朝下, 为出生做好准备。

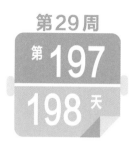

# 孕8月关键营养素

孕8月已经进入孕晚期，胎孕妈妈除了延续之前的营养补充方案外，还需要补充 α - 亚麻酸、卵磷脂等，来帮助胎宝宝大脑、视网膜发育得更加完善。

## 卵磷脂

卵磷脂能够保障大脑细胞的正常功能，确保脑细胞的营养输入和代谢物输出，保护脑细胞健康发育。充足的卵磷脂可提高信息传递的速度和准确性，并有增强记忆力的作用。

如果孕期缺乏卵磷脂，孕妈妈容易出现心理紧张、反应迟钝、头昏头痛、失眠多梦等症状，也会影响胎宝宝的大脑发育。

建议孕妈妈每日补充 500 毫克卵磷脂为宜。

**食物来源** 蛋黄、黄豆、谷类、动物肝脏、鳗鱼、玉米油、葵花子油等

**推荐食谱** 蛋黄紫菜饼 /p143、山药蛋黄羹 /p143

## α - 亚麻酸

α - 亚麻酸是组成大脑细胞和视网膜细胞的重要物质，能影响胎宝宝脑细胞的生长发育，降低神经管畸形和各种出生缺陷的发生率。

若缺乏 α - 亚麻酸，孕妈妈会出现睡眠差、烦躁不安等情况。对胎宝宝来说，α - 亚麻酸摄入不足会导致发育不良，出生后智力低下、视力不好、抵抗力低等状况。

孕妈妈每日宜补充 1000 毫克的 α - 亚麻酸。

**食物来源** 深海鱼、海虾、坚果类、亚麻子油等

**推荐食谱** 韭菜炒虾皮 /p87、煎鳕鱼 /p89

**准爸爸这样做** 黄豆是卵磷脂很好的来源，准爸爸可为孕妈妈准备豆浆当作早餐；豆腐汤当午餐；豆腐干当加餐。

## 注重饮食的酸碱平衡

第199天

孕晚期，孕妈妈的饮食不仅要保证营养的多样化和合理性，还要保持食物的酸碱平衡。

### 食物的酸碱平衡原则

肉类、鱼类、蛋类、虾贝类等食物属于酸性食物；蔬菜和大部分水果属于碱性食物，孕妈妈既要保证肉类的摄入量，也要适当地食用蔬菜、水果，以达到身体的酸碱平衡，长期单一的饮食结构可能引发体内酸碱不平衡，对自身和胎宝宝都不利。

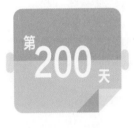

## 豆浆虽好，不可代替牛奶

第200天

有些孕妈妈不喜欢牛奶的味道，不愿意喝牛奶，认为豆制品营养也很丰富，就用豆浆来代替牛奶。其实这种做法是不科学的。

### 豆浆含钙有限

黄豆里含的钙量有限，用黄豆做成的豆浆浓度不一，钙量不好计算。虽然鼓励孕妈妈吃豆制品，但是不鼓励用豆制品完全替代牛奶。牛奶一定要摄入，不仅可以补钙，还可以补充蛋白质。

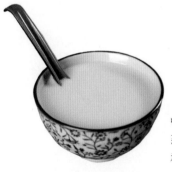

喝豆浆一定要煮熟，否则容易引起腹泻。

**准爸爸这样做**

准爸爸可以多做一些富含膳食纤维而又低脂肪低热量的饮食，比如炒魔芋等。还可以在早餐时做一些燕麦或粗粮粥，既增加水分的摄入又能促进肠胃蠕动。

胎宝宝形成了自己的睡眠周期

| 22 | 23 | 24 | 25 | 26 | 27 | 28 | 29 | 30 | 31 | 32 | 33 | 34 | 35 | 36 | 37 | 38 | 39 | 40 |
|---|---|---|---|---|---|---|---|---|---|---|---|---|---|---|---|---|---|---|

孕6月　　　　孕7月　　　　　　　　孕8月　　　　　　孕9月　　　　　　孕10月

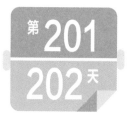

# 吃点紫色蔬菜

紫色蔬菜中含有一种叫花青素的物质，这种物质具备很强的抗氧化能力，对孕妈妈的健康十分有益。

## 明目护肝，降压抗氧化

花青素具备抗氧化能力，能预防衰老，还能够预防高血压、缓解肝功能障碍等，还有改善视力、预防眼部疲劳的功效。长期使用电脑或者用眼较多的孕妈妈宜多吃富含花青素的食物。

## 常见的紫色蔬菜

常见的紫色蔬菜有：茄子、紫玉米、紫洋葱、紫扁豆、紫山药、紫甘蓝、紫辣椒、紫胡萝卜、紫秋葵、紫菊苣、紫芦笋等，孕妈妈可以适量摄取。

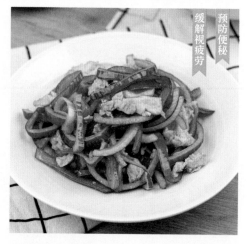

缓解视疲劳　预防便秘

### 洋葱炒鸡蛋

原料：紫皮洋葱半个，鸡蛋 2 个，蒜、姜、盐、油各适量。

做法：

1. 蒜、姜切末；洋葱切丝；鸡蛋打散成蛋液。

2. 油锅烧热，倒入蛋液，翻炒至熟，盛出。

3. 锅留底油烧热后，放入姜末、蒜末炒香。

4. 放入洋葱丝翻炒，炒到八成熟时，倒入炒好的鸡蛋和盐继续翻炒，直到洋葱炒熟即可。

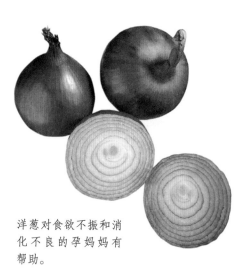

洋葱对食欲不振和消化不良的孕妈妈有帮助。

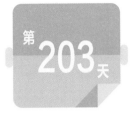
第**203**天

# 吃点蛋黄，胎宝宝更聪明

鸡蛋黄中含有丰富的卵磷脂、钙、铁、蛋白质、维生素 A、维生素 D、B 族维生素等营养物质，尤其是蛋黄中的卵磷脂，对胎宝宝的大脑发育极其重要。

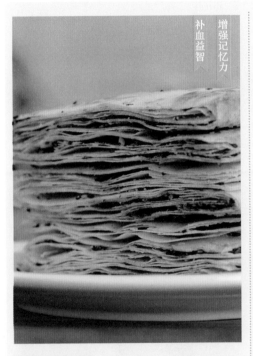

增强记忆力　补血益智

## 蛋黄紫菜饼

**原料：** 泡发紫菜 30 克，蛋黄 2 个，面粉 50 克，盐、油各适量。

**做法：**

1. 泡发紫菜洗净，切碎，与蛋黄、面粉、盐一起搅拌均匀。

2. 油锅烧热，将紫菜蛋黄液倒入锅中，用小火煎成两面金黄，盛出切小块即可。

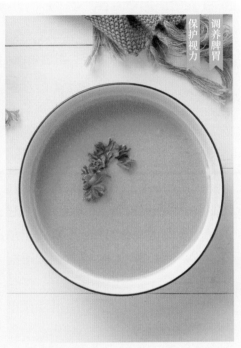

保护视力　调养脾胃

## 山药蛋黄羹

**原料：** 山药 50 克，鸡蛋 2 个。

**做法：**

1. 将山药去皮、洗净，切块，研成细粉，用水调成山药汁；鸡蛋打散，备用。

2. 山药汁倒入锅内，小火慢煮，并不断用筷子搅拌。

3. 煮沸后，加入鸡蛋液，继续煮熟即可。

胎宝宝摄入的 50% 以上的能量都用于大脑发育

| 22 | 23 | 24 | 25 | 26 | 27 | 28 | 29 | 30 | 31 | 32 | 33 | 34 | 35 | 36 | 37 | 38 | 39 | 40 |
|----|----|----|----|----|----|----|----|----|----|----|----|----|----|----|----|----|----|----|
| 孕6月 | | | 孕7月 | | | | | 孕8月 | | | 孕9月 | | | | 孕10月 | | | |

## 第30周

**第204 205天**

# 孕妈妈对宝宝饮食习惯有影响

孕妈妈吃了什么，胎宝宝就得到了什么。孕妈妈的饮食习惯，包括口味、细嚼慢咽的习惯等都有可能对宝宝日后的饮食偏好和发育有影响。

### 胎宝宝通过羊水"尝"味道

胎宝宝在孕妈妈的子宫里就已经能"品尝"食物的味道了，通过羊水，孕妈妈平时所吃的食物味道会传递给胎宝宝。这些味道会进入胎宝宝的潜意识，令宝宝将来对这些味道产生直接的偏好。

宝宝出生后的饮食习惯深受胎儿期的影响。研究发现，如果宝宝出生起就经常表现得没有胃口、不喜欢吃东西、消化不良、偏食等，孕妈妈很可能在怀孕时的饮食习惯不是很好。怀孕期间孕妈妈吃甜食觉得快乐，也会间接影响宝宝嗜吃甜食，并感到快乐。

### 帮助宝宝建立良好饮食习惯

孕妈妈养成良好的饮食习惯，营养均衡多变化，多吃未经深加工的食物，少用调味料，少吃垃圾食品，口味清淡，进餐时保持心情愉快，按时吃饭，少吃零食，这样的习惯对宝宝将来能坐在餐桌旁专心进食很有帮助。

所以，孕妈妈在孕期生活中一定要注意自己的饮食习惯，做到不偏食、不挑食，摄取全面均衡的营养，为宝宝将来养成不挑食的好习惯树立榜样。

吃奶油蛋糕可以使人快乐，孕妈妈浅尝即可。

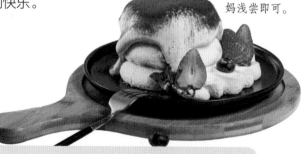

**准爸爸这样做**

对吃不太感兴趣，常吐奶、消化吸收不良的宝宝，其妈妈大多在怀孕时偏食、挑食、饮食没规律。所以，准爸爸要和孕妈妈一起养成良好的饮食习惯，吃得健康、吃得规律。

## 第 206 207 天

# 吃点冬瓜，对抗水肿

随着孕龄增加，孕妈妈水肿的症状可能越发严重。平时注意不要摄入过量的盐，同时吃一些有助消肿的食物，可减缓症状的发生。

## 消肿又控制体重

吃冬瓜可以有效缓解孕晚期不易消退的四肢水肿症状，还能预防妊娠期糖尿病，有消暑、利尿的功效，特别适合在夏天食用。

冬瓜富含钾盐，且钠盐含量较低，有利于体内的水、电解质平衡，能促进孕妈妈排尿。患有高血压、肾脏病、妊娠水肿的孕妈妈可适当多食。

冬瓜中所含的丙醇二酸，能有效地抑制糖类转化为脂肪，加之冬瓜本身不含脂肪，热量不高，对帮助孕妈妈控制体重、预防过度肥胖有一定的积极意义。

## 清热生津

冬瓜性寒味甘，清热生津，消暑除烦，在夏日食用尤为适宜。不过一次不要吃太多。

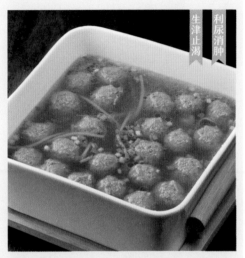

生津止渴　利尿消肿

**冬瓜丸子汤**

原料：猪肉末 100 克，冬瓜 150 克，蛋清 1 个，豆芽、料酒、香菜末、姜末、葱末、盐、香油各适量。

做法：

1. 冬瓜洗净，去皮，切薄片；肉末内加入蛋清、姜末、葱末、料酒、盐拌匀。

2. 锅中烧水，把肉馅团成丸子放入锅中，煮至变色。

3. 待肉丸八成熟，放入冬瓜片、豆芽煮 5 分钟，出锅前加盐调味，撒上香菜末、葱末、香油即可。

胎宝宝能辨认和跟踪光源了

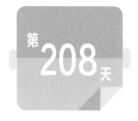

## 警惕体重超标

第**208**天

孕晚期，由于孕妈妈要为胎宝宝的生长发育、生产和哺乳做好准备，因此激素的调节使生理上发生很大的变化，食欲剧增，孕妈妈要注意营养过剩。

### 体重超标，易加重生产难度

孕晚期营养过剩，尤其热量及脂肪摄入过多，可导致胎宝宝巨大和孕妈妈肥胖，这会加剧孕妈妈妊娠高血压和难产的风险。因此，孕妈妈要保持营养合理平衡，每周称一次体重，以便及时调整饮食方案。

### 少食多餐，稳定体重

孕妈妈要坚持少食多餐，避免高热量食品，以免体重增长过快。孕晚期每周的体重增加 0.3 千克左右比较合适，不宜超过 0.5 千克。

## 孕晚期不宜吃山楂

第**209**天

山楂开胃消食，酸甜可口，很多人爱吃，尤其是有恶心、呕吐、食欲缺乏等症状的孕妈妈，更喜欢吃些山楂及山楂制品来调节口味，增强食欲。

### 易引起宫缩

山楂对子宫有兴奋作用，能促进子宫收缩。如果孕妈妈大量食用山楂或山楂制品，就有可能刺激子宫强烈收缩，进而引起流产。

尤其是以往有过自然流产史或怀孕后有先兆流产症状的孕妈妈，更应该忌食山楂和山楂制品。

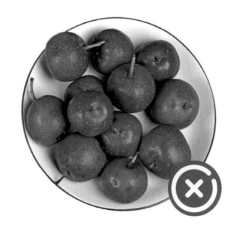

| 1 | 2 | 3 | 4 | 5 | 6 | 7 | 8 | 9 | 10 | 11 | 12 | 13 | 14 | 15 | 16 | 17 | 18 | 19 |
|---|---|---|---|---|---|---|---|---|----|----|----|----|----|----|----|----|----|----|

孕1月　　　　　孕2月　　　　　　孕3月　　　　　　孕4月　　　　　孕5月

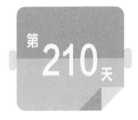

# 美味汤粥，营养易消化

胎宝宝这周身高增长减慢但体重却迅速增加，表明胎宝宝需要更多的蛋白质和脂肪。孕妈妈可食用些加入肉类的粥，既易消化，又能提供蛋白质和脂肪。

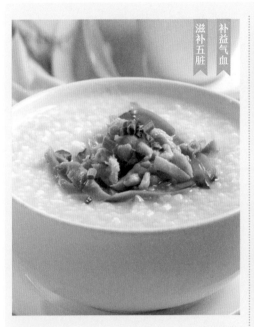

滋补五脏　补益气血

## 鸡丝粥

**原料：** 鸡胸肉、大米各50克，鸡汤、葱花各适量。

**做法：**

1. 大米洗净；鸡胸肉洗净，切丝；葱花洗净，切末。

2. 大米、鸡丝放入砂锅内，加入鸡汤，大火煮沸后转小火煮30分钟。

3. 最后撒入葱花即可。

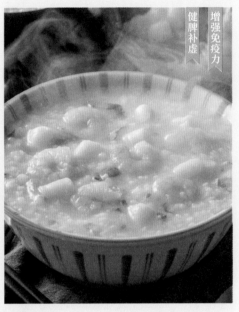

健脾补虚　增强免疫力

## 鲜虾粥

**原料：** 大米、虾仁、芹菜各50克。

**做法：**

1. 大米、虾仁分别洗净；芹菜洗净，入沸水中焯烫，放凉切碎。

2. 大米放入锅内，加适量水，大火煮沸后转小火煮至软烂。

3. 将芹菜碎、虾仁放入粥中煮10分钟即可。

孕妈妈过重，生出巨大儿的概率更高

| 22 | 23 | 24 | 25 | 26 | 27 | 28 | 29 | 30 | 31 | 32 | 33 | 34 | 35 | 36 | 37 | 38 | 39 | 40 |
|----|----|----|----|----|----|----|----|----|----|----|----|----|----|----|----|----|----|----|

孕6月　　　　孕7月　　　　孕8月　　　　孕9月　　　　孕10月

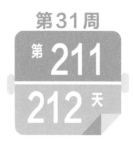

第31周

第 **211**

**212** 天

# 预防感冒的汤饮

一般来说，孕晚期服用感冒药对孕妈妈、胎宝宝影响都不大，可以在医生的指导下选择合适的药物。对于轻度感冒，则可以从饮食方面来缓解症状。

## 缓解感冒不适的小妙招

感冒引起的鼻塞、咽喉肿痛等症状，可以通过饮食来减轻。

1. 多喝热水，喝到身体微微出汗为宜。

2. 暂时不要食用过于油腻的食物，口味以清淡爽口为主。

3. 补充维生素C，可以自制胡萝卜或猕猴桃蔬果汁。

4. 不要吃太甜、太咸的食物，避免加重咽喉肿痛。

5. 如果咽部肿痛，可适当吃冬瓜、番茄等清热去火的食物。

## 预防感冒的日常汤饮

姜具有驱寒的作用，可以预防感冒。如果孕妈妈已经患感冒，适当食用姜或用姜熬煮成汤饮来喝，能起到减轻症状的作用。

### 橘皮姜片茶

橘皮、生姜各10克，加清水煎，饮用时加少量红糖。

### 姜蒜茶

蒜、生姜各15克，切薄片；加一碗水，煎至半碗，饮时加少量红糖。

### 姜糖饮

生姜片15克，葱白3段，加清水50毫升煮沸后，加少量红糖饮用。

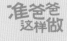

准爸爸睡前给孕妈妈喝一杯温热的生姜饮，帮助孕妈妈排汗，然后盖上被子好好睡一觉，对恢复健康很有帮助。饮食中增加维生素C的摄入，对缓解感冒症状也有一定作用。

## 吃点含锌食物，为顺产做准备

锌作为人体不可缺少的营养素，参与生理代谢活动。怀孕后，孕妈妈对锌的需求增加，除了胎宝宝的生长发育需要锌外，孕妈妈也需要锌以帮助顺利分娩。

### 锌充足，有助胎宝宝娩出子宫

锌是人体必需的微量元素，对人的许多正常生理功能的发挥起着极为重要的作用。研究显示，锌对分娩的影响主要是可增强有关酶的活性，促进子宫收缩，帮助胎宝宝顺利娩出子宫。当孕妈妈缺锌时，子宫肌收缩力弱，无法自行分娩出胎宝宝，增加了难产的概率。

### 补锌要多吃的食物

肉类中的猪肝、猪肾、瘦肉等；

海产品中的鱼、紫菜、牡蛎、蛤蜊等；

豆类食品中的黄豆、绿豆、蚕豆等；

坚果类中的花生、核桃、板栗等。

其中含锌最丰富的要数海产品中的牡蛎，每 100 克含锌约 100 毫克，堪称"锌元素宝库"。

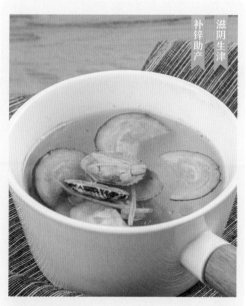

补锌助产 滋阴生津

**丝瓜花蛤汤**

原料：丝瓜 100 克，花蛤 200 克，葱段、姜片、盐各适量。

做法：

1. 花蛤吐沙，洗净；丝瓜洗净，去皮，切丝。

2. 砂锅内放入丝瓜、葱段、姜片，大火煮沸后转小火煮至丝瓜八成熟。

3. 再下入花蛤煮 5 分钟，加适量盐调味即可。

胎宝宝皮下脂肪越来越丰富

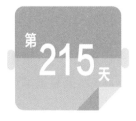

## 第215天

# 糯米甜酒不利于胎宝宝发育

一些地方有给孕妈妈食用糯米甜酒的习惯。认为糯米酒具有滋补作用，对胎宝宝发育有益。实际上，糯米甜酒同样含有酒精。

### 易使胎宝宝大脑发育受阻

糯米甜酒所含的微量酒精，可随孕妈妈血液循环到达胎盘，酒精会通过胎盘进入胎宝宝体内，影响胎宝宝大脑细胞的分裂，进而影响胎宝宝的大脑或其他器官的发育。

### 易加重孕妈妈肝肾负担

对于孕妈妈自身来说，孕期肝脏、肾脏的负担本身就比怀孕前重，而酒精在体内主要是通过肝脏降解，由肾脏排出体外。在孕期摄入酒精，无疑会加重肝脏和肾脏的负担；另外，酒精对孕妈妈的神经和心血管系统也会造成影响。

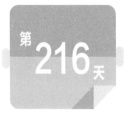

## 第216天

# 去火消烦，吃点"苦"

孕晚期，孕妈妈常因各种原因上火，可适当吃些清火食物，以避免便秘及牙龈肿痛，还可以预防胎宝宝出生后因胎火旺而长湿疹。

### 苦味食物，去火有一套

上火的孕妈妈可以多吃苦味食物，因苦味食物中含有生物碱等苦味物质，具有解热祛暑、消除疲劳的作用。最佳的苦味食物首推苦瓜，不管是凉拌、炒还是煲汤，都能达到去火的目的，而且苦瓜还有降血糖的作用，非常适合患有妊娠糖尿病的孕妈妈食用。

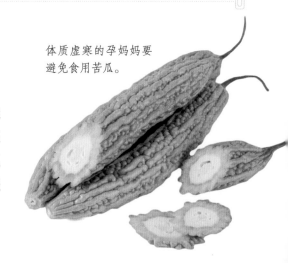

体质虚寒的孕妈妈要避免食用苦瓜。

| 1 | 2 | 3 | 4 | 5 | 6 | 7 | 8 | 9 | 10 | 11 | 12 | 13 | 14 | 15 | 16 | 17 | 18 | 19 |
|---|---|---|---|---|---|---|---|---|----|----|----|----|----|----|----|----|----|----|
| 孕1月 | | | | 孕2月 | | | | 孕3月 | | | | 孕4月 | | | | 孕5月 | | |

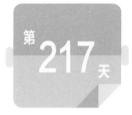

第 **217** 天

# 清火降燥的食谱推荐

孕晚期孕妈妈内热加重，容易上火。吃一些清火的食物可以起到刺激唾液及胃液分泌、促进胃肠蠕动的作用。

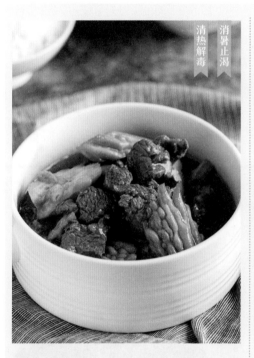

清热解毒　消暑止渴

## 苦瓜炖牛腩

原料：牛腩 250 克，苦瓜 100 克，盐、油各适量。

做法：

1. 牛腩洗净、切块，入热油锅中炒熟。

2. 加清水漫过牛肉，炖约 1.5 小时。

3. 加入苦瓜，再煮约 10 分钟，加盐调味即可。

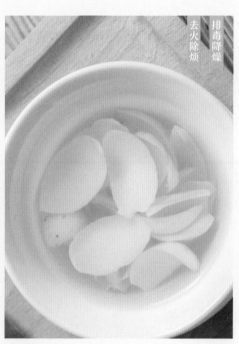

去火除烦　排毒降燥

## 百合汤

原料：鲜百合 2 朵，蜂蜜适量。

做法：

1. 鲜百合掰成瓣，洗净，放入锅中，加水，用小火煮烂。

2. 出锅前加入蜂蜜即可。

➤ 胎宝宝不喜欢任何含有酒精的饮品

# 孕晚期贫血不是小事儿

孕晚期严重的贫血易引起胎宝宝缺氧，影响大脑发育。孕妈妈如果出现疲倦乏力、头晕耳鸣、食欲不振、注意力不能集中，就应考虑是否患贫血了。

## 铁和叶酸是补血关键

铁和叶酸是形成红细胞的重要物质，在怀孕期间需要适量增加摄入。如果孕妈妈从膳食中得不到足够的补充，则可能导致贫血的发生。

贫血会使孕妈妈发生妊高征，增加妊娠期的危险。更重要的是，贫血会使胎宝宝在子宫内发育迟缓，出生体重降低，严重的还会导致出生后智力水平下降。

## 补铁同时，注意补充维生素 C

推荐孕妈妈每日铁的供给量 28 毫克，为达到这个标准，孕妈妈应多吃含铁丰富的食物。

膳食中铁的良好来源为动物肝脏、动物血、畜禽肉类、鱼类、豆类、新鲜蔬菜等，尤其是红色瘦肉。

除了保证铁的摄入量充足外，还应注意铁的良好吸收。新鲜蔬菜和水果都含有大量的维生素 C，能将食物中的氧化型铁转化为还原型铁，更易于吸收。

另外，木耳、海带、菠菜等含铁较丰富，在孕期可适当吃些。

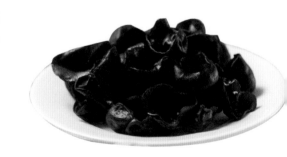

**准爸爸这样做**

对于贫血的孕妈妈，准爸爸应该多准备富含铁的食物，如果缺铁的情况比较严重，准爸爸就要及时带孕妈妈看医生，并在医生指导下补充铁剂了。

| 1 | 2 | 3 | 4 | 5 | 6 | 7 | 8 | 9 | 10 | 11 | 12 | 13 | 14 | 15 | 16 | 17 | 18 | 19 |
|---|---|---|---|---|---|---|---|---|----|----|----|----|----|----|----|----|----|----|
| 孕1月 | | | | 孕2月 | | | | 孕3月 | | | | 孕4月 | | | | 孕5月 | | |

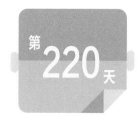

## 吃点健脑益智的葵花子

**第220天**

葵花子富含不饱和脂肪酸、多种维生素和微量元素，是很好的补脑健脑食品。但葵花子油性较大，不宜多食。

### 健脑益智，皮肤红润

葵花子所含脂肪较高，其中主要为不饱和脂肪酸，且不含胆固醇，不仅有助于健脑而且有益于保护心血管健康。适当食用葵花子，可增强记忆力、促进脑发育，还能令皮肤红润细腻。但葵花子油性比较大，每天吃一小把为宜。

### 适量食用葵花子油

如果孕妈妈不爱吃葵花子，可以在平日烹饪菜肴时选择葵花子油来炒菜，同样能起到保护心血管，改善脑功能的作用。

孕妈妈每天只需要吃一小把葵花子即可。

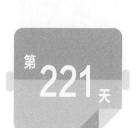

## 孕晚期不宜忌盐

**第221天**

孕晚期，内分泌改变或小动脉痉挛都会引起体内组织水钠潴留，从而造成水肿。有的孕妈妈担心吃盐会加重水肿，索性一点盐也不吃，其实是错误的。

### 不宜忌盐

虽然孕晚期少吃盐可以帮助孕妈妈减轻水肿症状，但是孕妈妈也不宜忌盐。因为孕妈妈体内新陈代谢比较旺盛，肾脏的过滤功能和排泄功能比较强，钠的流失也随之增多，忌盐容易导致食欲不振、倦怠乏力。孕晚期摄入盐要适量，不能过多但也不能完全限制。

### 咸味食物要少吃

孕妈妈摄入盐不止是在烹饪菜肴时加入的盐，日常调料如酱油、生抽、蚝油等都含有氯化钠，这些都是引发水肿的因素。另外，爱吃零食的孕妈妈要少吃或不吃过咸的零食，像牛肉干、鱿鱼丝等。

胎宝宝的小鼻子可以分辨出不同味道的差别

## 饭后不要立即吃水果

清甜的水果是许多孕妈妈喜爱的食物，既能补充丰富的维生素，还能补充水分，是非常不错的孕期营养来源。但吃水果有宜忌，特别是饭后不应立即食用。

### 饭后立即吃水果不利于消化

食物进入胃里需要经过一两个小时才能被消化、吸收。如果饭后立即吃水果，先到达胃的食物会阻滞胃肠对水果的消化，使水果在胃内停留的时间过长，从而引起腹胀、腹泻或便秘，对孕妈妈的消化功能不利。吃水果应选择在饭前 30 分钟或饭后 30 分钟。

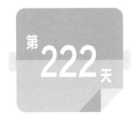

虽然水果营养丰富，但不能代替正餐。

## 注意四季饮食的调整

季节对孕妈妈进补是有所影响的。春夏秋冬温度差异大，食物品种区别大，孕妈妈的饮食也应跟随调整。

### 冬季易温补，夏季吃果蔬

性质温热的食材，适用于冬季。怕冷的孕妈妈可以在秋冬季节的早晚餐喝一碗温热的粥。春夏时温度升高，生姜和料酒都可稍稍减少，若是夏季酷暑之际，可不用料酒烹调食物。夏季又是水果蔬菜丰盛的季节，孕妈妈可多选一些新鲜的果蔬或带有苦味的食物食用，有降燥去烦的功效。夏季尤其不宜吃过于滋补的食物，容易引发内热，不利于母子健康。

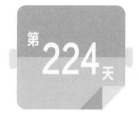

# 叶酸和维生素 C，补铁助吸收

第 **224** 天

叶酸是蛋白质和核酸合成的必需因子，同时参与血红蛋白、红细胞的生成。孕期补铁需要适量补充叶酸，同时，还要注意补充维生素 C，帮助食物中铁的吸收。

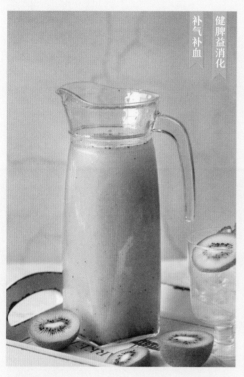

补气补血　健脾益消化

## 猕猴桃汁

原料：猕猴桃 200 克，柠檬汁适量。

做法：

1. 将猕猴桃洗干净，去皮，切成块。

2. 与凉开水一起放入料理机中，榨出果汁，倒入杯中。

3. 杯中加入柠檬汁调味即可。

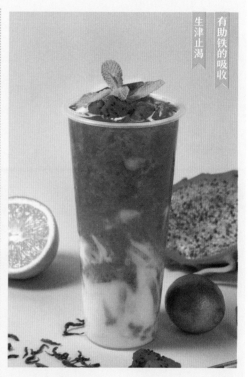

生津止渴　有助铁的吸收

## 火龙果柠檬汁

原料：火龙果 1 个，柠檬半个，酸奶200 毫升。

做法：

1. 火龙果去皮，切块；柠檬去皮，榨汁。

2. 酸奶中放入火龙果块、调入柠檬汁，搅拌均匀即可。

胎宝宝越来越圆润可爱了

| 22 | 23 | 24 | 25 | 26 | 27 | 28 | 29 | 30 | 31 | 32 | 33 | 34 | 35 | 36 | 37 | 38 | 39 | 40 |
|---|---|---|---|---|---|---|---|---|---|---|---|---|---|---|---|---|---|---|

孕6月　　　　孕7月　　　　孕8月　　　　孕9月　　　　孕10月

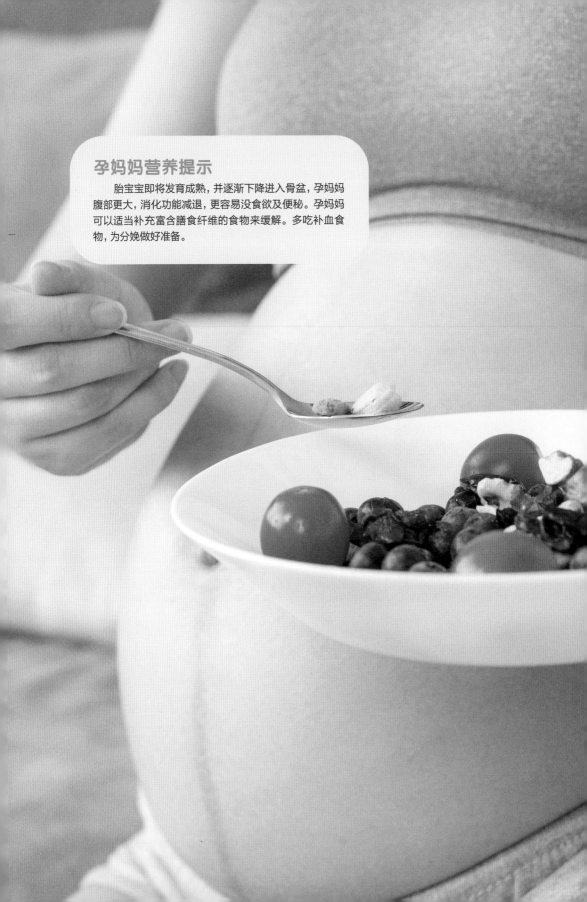

**孕妈妈营养提示**

　　胎宝宝即将发育成熟，并逐渐下降进入骨盆，孕妈妈腹部更大，消化功能减退，更容易没食欲及便秘。孕妈妈可以适当补充富含膳食纤维的食物来缓解。多吃补血食物，为分娩做好准备。

# 孕9月（第33~36周）

## 胎宝宝成长发育

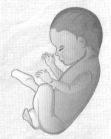

### 第33周

胎宝宝的活动空间更少了，身体更加圆润，皮肤也从红色变成可爱的粉红色，生殖器官的发育已接近成熟。

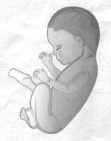

### 第34周

胎宝宝免疫系统在继续发育，活动变得困难，基本上都是头朝下的姿势，在为出生做好准备。

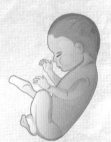

### 第35周

现在，胎宝宝的肺部基本发育完成，但中枢神经系统和免疫系统尚未完全发育成熟。

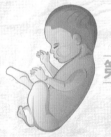

### 第36周

胎宝宝体重约2500克。肺部发育成熟，骨骼变得坚硬，但头部还保留着很好的"变形"能力，为顺利分娩做准备。

胎宝宝身上的胎毛逐渐消退，露出粉红色的皮肤，圆滚滚的。小手小脚上，柔软的指甲已经长到手指和脚趾的顶端了。此时的胎宝宝只有小部分功能尚未完全发育成熟，不过内脏的功能已趋于完善，可以适应子宫外的生活。

**第33周**

**第225**

**226天**

# 孕9月关键营养素

孕9月，孕妈妈应考虑生产后自身及新生儿的营养需要，适量补充维生素E及维生素K，对于孕妈妈自身及胎宝宝都有好处。

## 维生素E

维生素E，又称"血管清道夫"，是一种很强的抗氧化剂，能够抑制脂肪酸的氧化，对心脏及血管的健康尤其重要，对眼睛也能起到很好的保护作用。维生素E对于孕妈妈有保胎、安胎、预防流产的功效。维生素E还在血液制造过程中担任辅酶的作用，若缺乏会使孕妈妈造血功能受损，易发生贫血。

建议孕妈妈每天摄入10毫克左右的维生素E。

 玉米油、花生油、核桃、葵花子、松子、菠菜、南瓜、西蓝花、蛋类、奶类、动物肝脏、豆类等

 南瓜银耳羹/p21、西蓝花炒虾球/p83

## 维生素K

维生素K是一种脂溶性维生素，能加快血液的凝固速度，减少出血，降低新生儿出血性疾病的发病率，还能预防痔疮及内出血等。

维生素K还会影响某些与骨质形成有关的蛋白质。如果缺乏维生素K，可能会引起孕妈妈和胎宝宝骨质疏松或骨软化症的发生。

孕妈妈每日摄入120微克维生素K。

 菠菜、菜花、西蓝花、莴笋、萝卜、菜籽油、奶酪、蛋黄、动物肝脏等

 腰果西蓝花/p161、黑芝麻拌莴笋/p161

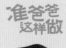  准爸爸要坚持每天给孕妈妈准备2个核桃，既促进胎宝宝大脑发育，又可以让孕妈妈美肤养颜。

## 第 227 228 天

# 鱼，预防早产的最佳美味

鱼被称为"最佳防早产食物"。研究发现，孕妈妈吃鱼越多，怀孕足月的可能性越大，出生时的宝宝也会较一般宝宝更健康、更精神。

### 建议每周至少吃一次鱼

鱼之所以对孕妈妈有益，是因为它富含 $\omega$-3 脂肪酸，有延长孕期、防止早产的功效，也能有效增加宝宝出生时的体重。$\omega$-3 脂肪酸还能缓解抑郁、抑制癌细胞生长。到了孕晚期，孕妈妈可以每周吃一两次鱼防早产。

### 鱼类营养非常全面

鱼肉富含优质蛋白质、不饱和脂肪酸、卵磷脂、维生素 D 及钾、钙、锌等矿物质元素，这些都是胎宝宝发育的必要物质。

### 多吃鱼宝宝视力好

鱼类富含 $\omega$-3 脂肪酸，$\omega$-3 脂肪酸与大脑内视觉的发育有密切关系，有助于胎宝宝视力的发育和健全。

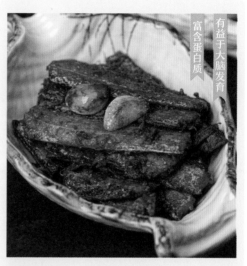

富含蛋白质 有益于大脑发育

**炖带鱼**

原料：带鱼 1 条，蒜、酱油、醋、白糖、料酒、盐、油各适量。

做法：

1. 带鱼洗净，切段。

2. 油锅中放油，烧到七成热，把带鱼段放入，小火煎到两面金黄，盛出。

3. 锅中留点底油，下入蒜爆香。

4. 下入带鱼，调入酱油、醋、白糖、料酒、盐，加入适量水，盖上盖，炖至汤汁收干即可。

*胎宝宝胎动次数有所下降*

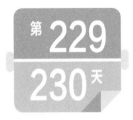

## 适量喝酸奶提升胃口

酸奶是一种健康食物，不仅保存了牛奶的营养元素，还富含乳酸和钙质。适量饮用酸奶对孕妈妈和胎宝宝都有益处。

### 有益于肠道健康

酸奶中的乳酸能使蛋白质结成微细的凝乳，促进消化吸收，可以增进食欲、帮助消化、缓解便秘。乳酸菌可以调节肠道菌群、增强机体抗病能力。

酸奶中的乳糖经发酵，已分解成能被小肠吸收的半乳糖与葡萄糖，因此酸奶比普通牛奶好消化，更易于吸收。

### 补钙好帮手

牛奶是人体补钙的最佳食物来源，发酵作用使牛奶中的一部分钙变成了离子钙，更易吸收。酸奶中所含的乳蛋白质的分解物——活性肽，也能促进人体对钙的吸收。因此，酸奶中的钙比牛奶更容易被人体吸收，利用率更高。

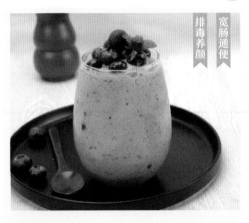

排毒养颜　宽肠通便

**蓝莓酸奶**

**原料：** 蓝莓50克，酸奶150克。

**做法：**

1. 蓝莓洗净，一半放入料理机，一半备用。

2. 酸奶倒入料理机，将蓝莓和酸奶搅拌成浆。

3. 倒出酸奶，将另一半蓝莓放在酸奶上即可食用。

**准爸爸这样做**

有的孕妈妈喝不惯牛奶，准爸爸可以买酸奶给孕妈妈喝，同样能起到补充钙质的效果。准爸爸也可以买酸奶机自制酸奶，既健康又能控制酸奶中糖的分量。

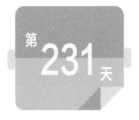

# 可补充维生素 K 的食谱

第 **231** 天

孕妈妈体内凝血酶低下，生产时易发生大出血，胎宝宝也容易发生出血问题。在孕晚期多吃富含维生素 K 的食物，如莴笋、西蓝花等很有必要。

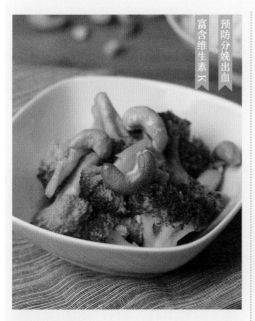

富含维生素 K　预防分娩出血

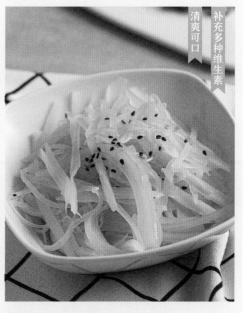

清爽可口　补充多种维生素

## 腰果西蓝花

**原料：**西蓝花 200 克，腰果 50 克，盐、油各适量。

**做法：**

1. 将西蓝花洗净、切块。

2. 锅内加水烧开，放入西蓝花焯熟，捞出。

3. 热锅烧油，放入西蓝花煸炒，再加入腰果略炒，出锅前加盐调味即可。

## 黑芝麻拌莴笋

**原料：**莴笋 200 克，熟黑芝麻 10 克，香油、醋、盐各适量。

**做法：**

1. 莴笋去皮、切丝，焯熟，沥干。

2. 莴笋丝盛盘，放入黑芝麻搅匀，加适量的醋、盐、香油，拌匀即可。

胎宝宝喜欢孕妈妈吃点酸酸甜甜的食物

| 2 | 23 | 24 | 25 | 26 | 27 | 28 | 29 | 30 | 31 | 32 | 33 | 34 | 35 | 36 | 37 | 38 | 39 | 40 |
|---|----|----|----|----|----|----|----|----|----|----|----|----|----|----|----|----|----|----|

孕6月　　　孕7月　　　孕8月　　　孕9月　　　孕10月

## 第34周

**第 232 233 天**

# 少食多餐，控制体重

很多孕妈妈孕早期和孕中期的体重都在合理范围内，到了孕晚期却忍不住大吃特吃，这是不对的。过量摄入营养不利于体重管理，会造成分娩困难。

### 少食多餐有助营养吸收

进入孕晚期，孕妈妈最好坚持少食多餐的原则。因为此时胃肠很容易受到压迫，从而引起便秘或腹泻，导致营养吸收不良。这个阶段要增加进餐的次数，每次少吃一些，而且应吃一些口味清淡、容易消化的食物。还应该适当减少米、面等主食的摄入量，少吃水果，以免自身体重增长过快和胎宝宝长得过大。

### 营养过剩不利于分娩

孕妈妈营养过剩，会使脂肪储存增加、细胞代谢异常，易患妊娠高血压及糖尿病。此外，过高的体重还会加重心脏及肝脏的负担，而且分娩后也很难恢复到孕前身材，这对许多爱美的孕妈妈来说是很大的烦恼。

此外，孕妈妈营养过剩，胎宝宝就有可能长得过大，加大了自然分娩的难度。如果采用剖宫产，对子宫的损伤比自然分娩要大，不利于产后恢复。

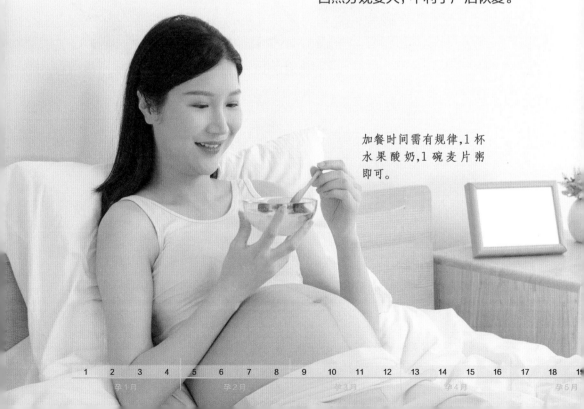

加餐时间需有规律，1杯水果酸奶，1碗麦片粥即可。

| 1 | 2 | 3 | 4 | 5 | 6 | 7 | 8 | 9 | 10 | 11 | 12 | 13 | 14 | 15 | 16 | 17 | 18 | 19 |
|---|---|---|---|---|---|---|---|---|----|----|----|----|----|----|----|----|----|----|
| 孕1月 | | | | 孕2月 | | | | 孕3月 | | | | 孕4月 | | | | 孕5月 | | |

## 多吃新鲜蔬菜

**过多的脂肪是孕晚期体重管理的"敌人"，蔬菜中脂肪含量很少，但含有丰富的维生素、矿物质，是孕晚期的上佳食物。**

### 食用新鲜蔬菜

蔬菜热量低，但富含膳食纤维、维生素和矿物质，是孕晚期营养的良好来源。新鲜蔬菜建议凉拌着吃或者快炒，避免营养流失。如果孕妈妈还在上班，注意不要带过夜的绿叶菜作为第二天的午餐。绿叶菜宜现吃现做。

有的孕妈妈喜欢将水果代替蔬菜，这也是不对的。水果虽然富含维生素和矿物质，但含糖量高，一不小心吃多了，也会堆积脂肪。

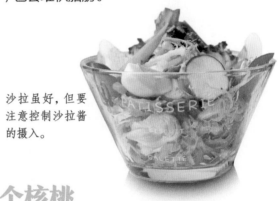

沙拉虽好，但要注意控制沙拉酱的摄入。

## 每天吃2个核桃

**核桃富含不饱和脂肪酸和 α–亚麻酸，对大脑的发育很有好处。适量吃核桃能够促进胎宝宝大脑发育，完善胎宝宝的神经系统。**

### 促进 DHA 生成

核桃中含有一种叫作 α–亚麻酸的物质，这种物质可以转变成大脑发育所需要的脑黄金 DHA，但 α–亚麻酸更需要在碳链加长酶和去饱和化酶的作用下才能转变成 DHA。只有在怀孕的最后3个月，孕妈妈体内才有这两种

酶，所以孕晚期通过吃核桃来促进胎宝宝大脑发育的效果更好。

不过核桃不宜吃多，每天2个即可。吃多了会导致消化不良、肠胃胀气等问题。而且核桃中富含脂肪，容易导致孕妈妈摄入过多热量而不利于体重管理。

胎宝宝基本是头朝下的姿势，为分娩做准备

| 2 | 23 | 24 | 25 | 26 | 27 | 28 | 29 | 30 | 31 | 32 | 33 | 34 | 35 | 36 | 37 | 38 | 39 | 40 |
|---|----|----|----|----|----|----|----|----|----|----|----|----|----|----|----|----|----|----|
| 孕6月 | | | 孕7月 | | | | 孕8月 | | | | 孕9月 | | | | 孕10月 | | | |

# 食物巧搭配，鲜美更补钙

鱼和豆腐都是人们日常喜欢的食物，研究发现，二者搭配吃，不仅具有营养互补的作用，还能促进钙的吸收。

## 孕晚期不要忽略钙的补充

整个孕期都要坚持补钙，到了孕晚期也要从饮食中摄入足量的钙来保证胎宝宝的骨骼发育。豆腐是补钙佳品，而且富含蛋白质，是孕晚期补充营养的不错食材。但单独吃豆腐对钙的吸收效果一般，建议和鱼搭配着吃，效果更好。

## 鱼和豆腐一起吃更补钙

从营养成分上来说，鱼和豆腐各有特点——鱼是"密集型"营养食材，其蛋白质含量高达 17.3%，磷、钙、铁、脂肪、维生素 D 等营养素含量也很丰富。豆腐作为药食兼备的食物，具有益气、补虚等多方面的功能，而且，钙含量相当高。

鱼和豆腐一起吃，对于人体吸收豆腐中的钙能起到更大的促进作用。豆腐中虽然含钙多，但单独吃并不利于人体吸收，鱼中丰富的维生素 D 具有一定的生物活性，可将人体对钙的吸收率提高很多。

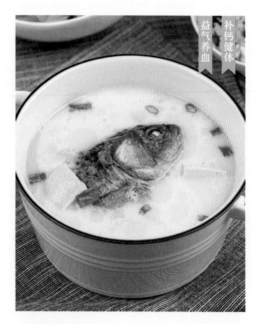

益气养血 补钙健体

### 鲫鱼豆腐汤

**原料：** 鲫鱼 1 条，白菜 100 克，豆腐 50 克，葱花、盐、油各适量。

**做法：**

1. 白菜洗净，切块；豆腐洗净，切块。

2. 鲫鱼处理干净，放入油锅中煎炸至两面微黄，加适量清水煮沸。

3. 白菜块、豆腐块一起放入鲫鱼汤中，炖煮 20 分钟，出锅前加盐调味，撒上葱花即可。

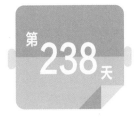
第
**238**
天

# 孕晚期储备能量的食谱

孕 9 月即将面临分娩，肉类是比较好的能量来源，但孕晚期孕妈妈的消化功能弱，所以采用炖煮、煲汤的方式来烹饪更合适。

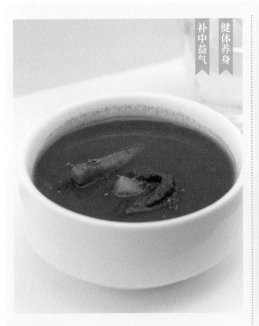

补中益气　健体养身

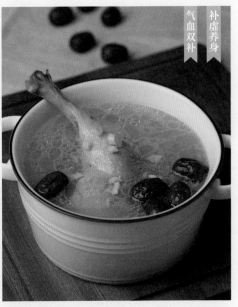

气血双补　补虚养身

## 罗宋汤

**原料：**番茄、洋葱、牛肉各 80 克，胡萝卜、土豆各半个，牛奶、油、盐各适量。

**做法：**

1. 番茄、土豆去皮、切丁；胡萝卜去皮，切条；牛肉切块。

2. 起锅烧油，将番茄、洋葱下锅煸炒。

3. 锅内加适量水，下牛肉炖煮 40 分钟，再加胡萝卜、土豆、牛奶炖煮 20 分钟，加盐调味即可。

## 鸭腿汤

**原料：**鸭腿 1 个，葱末、姜末、红枣、油各适量。

**做法：**

1. 鸭腿洗净，焯水备用。

2. 锅中放少许油，放入鸭腿煸香，放入葱末、姜末和红枣。

3. 添加适量清水，炖 40 分钟至鸭肉软烂即可。

胎宝宝正通过胎盘，吸收为他准备的抗体

| 22 | 23 | 24 | 25 | 26 | 27 | 28 | 29 | 30 | 31 | 32 | 33 | 34 | 35 | 36 | 37 | 38 | 39 | 40 |
|----|----|----|----|----|----|----|----|----|----|----|----|----|----|----|----|----|----|----|
| 孕6月 | | | 孕7月 | | | | 孕8月 | | | | 孕9月 | | | | 孕10月 | | | |

## 第35周

# 吃点稳定情绪的食物

到了孕晚期，很多孕妈妈会陷入对分娩的紧张情绪中，这时候最重要的是作息规律。可以吃一些富含维生素 K、维生素 $B_{12}$ 和叶酸的食物来稳定情绪。

### 缓解紧张情绪的食物

菠菜、油菜等富含叶酸，西蓝花、紫甘蓝等富含维生素 K，动物性食物，如牛肉、牛肾、猪肝、猪心、猪肠、鱼、牛奶、鸡蛋、奶酪等都有助于情绪的稳定。

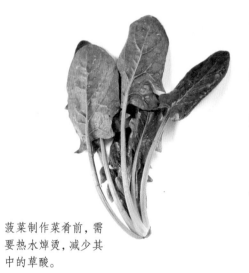

菠菜制作菜肴前，需要热水焯烫，减少其中的草酸。

### 吃点健康零食调节情绪

吃零食能够缓解紧张情绪，消减内心压力。在吃零食时，零食会通过视觉、味觉以及手的触觉等，将一种美好松弛的感受传递到大脑中枢，有利于减轻内心的焦虑和紧张。孕妈妈可以试着通过吃坚果、饼干等零食来缓解压力。

吃零食不可毫无顾忌，首先要选择健康天然的零食，尽量避免深加工食品，其次不要过量，太多的零食会导致摄入热量增加，不利于体重管理，严重的甚至会给胎宝宝的发育带来不利影响。孕妈妈可以将零食作为加餐或者在心情不好时适量吃一点。

**准爸爸这样做** 孕 9 月，由于胎宝宝增大，造成孕妈妈肠胃蠕动减慢而易便秘，准爸爸要提醒孕妈妈每天多饮水，早晨起床后空腹饮一杯温开水或蜂蜜水，有利于预防便秘。

# 汤水滋补要适当

孕晚期不宜天天喝浓汤，尤其是脂肪含量很高的汤，如猪蹄汤、鸡汤等，因为过多的高脂食物会导致胎宝宝过大，给顺利分娩造成困难。

## 喝滋补又清淡的汤饮

比较适宜的汤是富含蛋白质、维生素、钙、磷、铁、锌等营养素的清汤，如瘦肉汤、蔬菜汤、蛋花汤、鱼汤等。而且要保证汤和肉一块吃，这样才能真正摄取到营养。喝汤时不要放入太多盐，以免加重肾脏负担，引发孕妈妈口渴，还会加重水肿症状。注意，再滋补的汤饮也不适宜天天喝，营养过剩对胎宝宝而言弊大于利。

玉米排骨汤不仅营养，还富含膳食纤维。

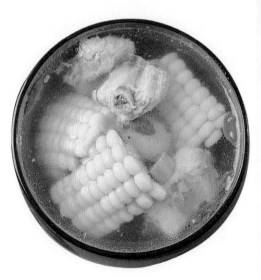

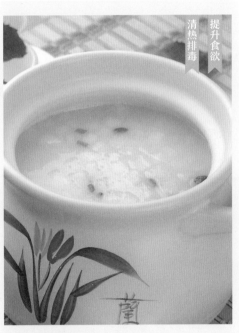

清热排毒　提升食欲

### 干贝冬瓜汤

原料：冬瓜150克，干贝20克，枸杞子、葱花、盐各适量。

做法：

1. 冬瓜洗净，切片；干贝洗净，浸泡30分钟。

2. 冬瓜片、干贝丝和枸杞子放入锅内，加水煮15分钟。

3. 出锅前加入适量盐调味，撒上葱花即可。

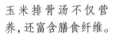

胎宝宝肺部发育基本完成

# 体重超标也别限制饮食

很多孕妈妈在孕晚期发现自己体重超标，便采用克制进食的方法来控制体重，这样反而有害无益。

## 体重超标听从医嘱

体重超标应立即咨询医生和营养师，根据自己的情况制定出合适的食谱才是科学的方法。单靠节食来控制体重，不利于胎宝宝成长。孕晚期胎宝宝快速生长，需要大量的营养和能量供给，如果此时营养不足，会影响胎宝宝发育。

孕晚期孕妈妈应多吃膳食纤维高的食物，比如绿色蔬菜和水果，太过油腻的不要吃，还要坚持适当运动。

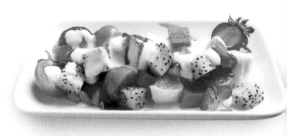

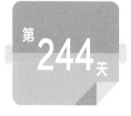

# 保证蛋白质和脂肪的摄入

本月的胎宝宝需要更多的蛋白质以满足组织合成和快速生长的需要。同时，由于孕妈妈分娩过程中需要大量能量，这些都要求孕妈妈有足够的蛋白质及脂肪储备。

## 按量摄入蛋白质、脂肪，为分娩做好准备

这时候的孕妈妈要保证每天75~100克蛋白质的摄入。蛋白质的来源很广泛，包括肉类和海产品，如味道鲜美、营养丰富的干贝，与鸡肉、蛋类一起烹调，有很好的补益作用。

孕妈妈还要保证每天 60 克的脂肪摄入量，以补充足够的体力。碳水化合物则可通过适当食用南瓜、红薯、土豆、藕来代替米、面等主食，它们不仅含碳水化合物，还含有膳食纤维和微量元素，可以提供更全面的营养，而且比米、面热量低。

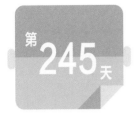

# 降脂助消化的芦笋

芦笋具有低糖、低脂肪、高膳食纤维和高维生素的特点，可以促进消化，是孕晚期控制体重的孕妈妈的好选择。

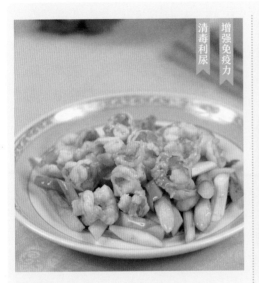

清毒利尿　增强免疫力

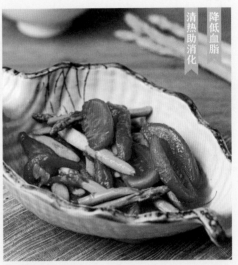

清热助消化　降低血脂

## 芦笋炒虾球

**原料：**虾仁 100 克，芦笋 50 克，姜丝、蒜片、淀粉、白胡椒粉、料酒、盐、油各适量。

**做法：**

1. 虾仁去虾线；芦笋切块。

2. 虾仁用盐、白胡椒粉、料酒腌制，再用淀粉拌匀。

3. 锅内热油，把虾仁略炒至变色后盛出。

4. 锅留底油，放入姜丝、蒜片爆香，倒入芦笋、虾仁翻炒，加盐调味即可。

## 芦笋炒番茄

**原料：**芦笋 6 根，番茄 2 个，盐、葱末、姜片、油各适量。

**做法：**

1. 番茄洗净，切片。

2. 芦笋去皮、洗净，放入锅中焯烫后捞出，切成小段。

3. 锅中倒油烧热，放入葱末、姜片爆香，再放入芦笋段、番茄片一起翻炒。

4. 炒至八成熟时，加适量盐继续翻炒均匀即可。

很多孕妈妈此时会感到腹坠腰酸

| 22 | 23 | 24 | 25 | 26 | 27 | 28 | 29 | 30 | 31 | 32 | 33 | 34 | 35 | 36 | 37 | 38 | 39 | 40 |
|----|----|----|----|----|----|----|----|----|----|----|----|----|----|----|----|----|----|----|
| 孕6月 | | | 孕7月 | | | | 孕8月 | | | | 孕9月 | | | | 孕10月 | | | |

# 缓解产前焦虑的营养素

一些孕妈妈在孕晚期会产生焦虑心理，这时，要学习调节情绪，还可以通过食物缓解焦虑。

## 富含 B 族维生素的食物

B 族维生素是构成脑神经传导物质的必需物质，能维持神经系统的健康，并能减少情绪的波动，有效预防疲劳、食欲不振、抑郁等症状。日常食物中很多都含有 B 族维生素，比如鸡蛋、深绿色蔬菜、牛奶、优质肉类、谷类、南瓜子、芝麻等。

## 富含钾离子的食物

钾离子有稳定血压、舒缓情绪的作用，可以振奋人的精神和提高信心，进而缓解产前焦虑。孕妈妈可以适量吃富含钾离子的香蕉。另外，瘦肉、坚果类、绿叶蔬菜、番茄等食物也富含钾。

## 富含维生素 C 的食物

新鲜蔬果中含有丰富的维生素 C，而维生素 C 具有消除紧张、安神、静心等作用。更重要的是，它是制造多巴胺、肾上腺素等"能量激素"的重要成分之一。日常食用的水果中，葡萄、柚子、柑橘类、木瓜、香瓜、牛油果等都含有丰富的维生素 C。

## 脂肪酸

深海鱼油中含有大量 $\omega$-3 脂肪酸，这类成分可缓解紧张情绪，减轻抑郁症状，对焦虑、失眠、沮丧等情绪有较好的调节作用。鳕鱼、带鱼、黄花鱼等都富含这种脂肪酸，孕妈妈可以适当食用。

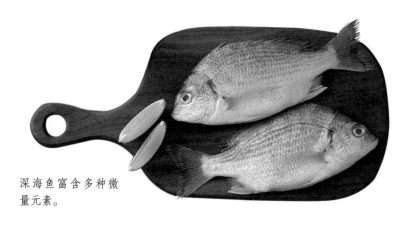

深海鱼富含多种微量元素。

# 羊水过多时的饮食原则

羊水过多是指妊娠期间羊水量超过 2000 毫升。羊水过多会导致母儿并发症的发生率明显增加，因此必须及时就诊，由医生诊断原因，对症治疗。同时可以在医生的指导下进行饮食调理。

## 羊水过多的影响

1. 对孕妈妈的影响：羊水过多易造成胎盘早剥、宫缩乏力、产后出血等。急性羊水过多易引起明显的压迫症状，导致妊娠期高血压疾病的发病风险增高。由于子宫肌纤维伸展过度，可致宫缩乏力、产程延长及产后出血增加；此外，并发胎膜早破、早产的可能性也会增加。

2. 对胎宝宝的影响：羊水过多常并发胎儿异常、脐带脱垂、胎儿窘迫及因早产引起的新生儿发育不成熟。加上羊水过多常合并胎儿畸形，故羊水过多者新生儿病死率明显增高，约为正常妊娠的 7 倍。

## 饮食调理羊水过多症状

羊水过多的孕妈妈要保持饮食清淡和营养均衡，若无需要不要大量进食高胆固醇的食物。可食用一些利水的食物，如冬瓜、鲤鱼等。还要保证低盐饮食，减少饮水量，当然，并不是不吃盐、不喝水，而是要在医生的指导下合理摄入。

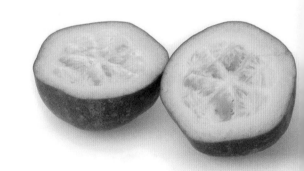

**准爸爸这样做**

羊水过多也不能够单纯依靠食物来改善。准爸爸需要按时陪妻子做检查，时刻观察羊水的变化。叮嘱妻子多卧床休息，取左侧卧位，改善子宫胎盘循环，预防早产。每周还需陪妻子复查羊水指数及胎儿生长情况。

增大的子宫使膈肌上移，孕妈妈感到心慌气短

| 22 | 23 | 24 | 25 | 26 | 27 | 28 | 29 | 30 | 31 | 32 | 33 | 34 | 35 | 36 | 37 | 38 | 39 | 40 |
|---|---|---|---|---|---|---|---|---|---|---|---|---|---|---|---|---|---|---|

孕6月　　　孕7月　　　　　孕8月　　　　　孕9月　　　　　孕10月

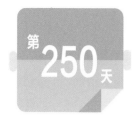

## 适量吃些野菜

**第250天**

大多数野菜富含植物蛋白、维生素、膳食纤维及多种矿物质，营养价值高。孕妈妈适当吃些野菜，可缓解便秘。

### 野菜营养价值高

野菜与常见的蔬菜相比，维生素及矿物质含量要更加丰富，而且大部分野菜所含的叶酸也比一般的蔬菜高。

### 野菜性凉，适量食用

不过，多数野菜性寒凉，多吃易造成脾胃虚寒。孕妈妈应根据自身状况适量食用，不可偏食贪多。

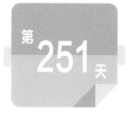

## 来点芹菜，缓解失眠

**第251天**

临近生产的孕妈妈，由于肚子越来越大，也或许有些产前焦虑，都容易失眠，孕妈妈可以适当吃些芹菜来缓解。

### 芹菜有镇静作用

孕妈妈失眠切忌服用安眠药。安眠药对胎宝宝的生长极为不利，要绝对禁止。孕妈妈可采用食疗法缓解失眠。比如芹菜中有一种碱性成分，对孕妈妈有镇静作用，可安神、除烦。常吃芹菜有助于改善睡眠。

### 芹菜预防缺铁性贫血

芹菜含有丰富的维生素 A、维生素 B$_2$、维生素 C、钙、铁、磷等营养素，孕妈妈常吃，除了能安定情绪，还能预防缺铁性贫血、美白养颜、增进食欲。

| 1 | 2 | 3 | 4 | 5 | 6 | 7 | 8 | 9 | 10 | 11 | 12 | 13 | 14 | 15 | 16 | 17 | 18 | 19 |
|---|---|---|---|---|---|---|---|---|---|---|---|---|---|---|---|---|---|---|

孕1月　　　　孕2月　　　　孕3月　　　　孕4月　　　　孕5月

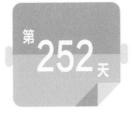

# 清淡爽口的食谱推荐

**第252天**

此时期胎宝宝生长迅速，体重增加较快，对营养的需求也达到了顶峰。为了迎接分娩和哺乳，孕妈妈的饮食除了保证营养外，还应以清淡为主。

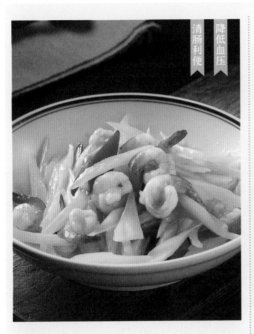

清肠利便　降低血压

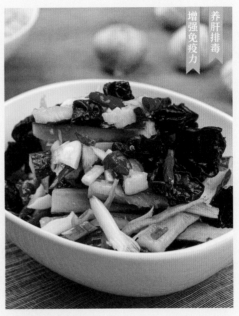

增强免疫力　养肝排毒

## 芹菜炒虾仁

原料：芹菜100克，虾仁50克，葱末、姜末、盐、水淀粉、油各适量。

做法：

1. 芹菜择洗干净，切段，用开水略焯烫。

2. 油锅烧热，下入葱末、姜末炝锅，放入芹菜、虾仁翻炒熟。

3. 加盐调味，用水淀粉勾芡即可。

## 木耳拌黄瓜

原料：黄瓜200克，木耳20克，红椒、葱花、盐、醋、香油各适量。

做法：

1. 黄瓜洗净，拍碎；木耳泡发洗净，去根，焯熟。

2. 将黄瓜、木耳搅拌在一起，加入盐和醋调味，淋上香油，用红椒和葱花点缀即可。

子宫压迫膀胱，让孕妈妈尿频、便秘更严重

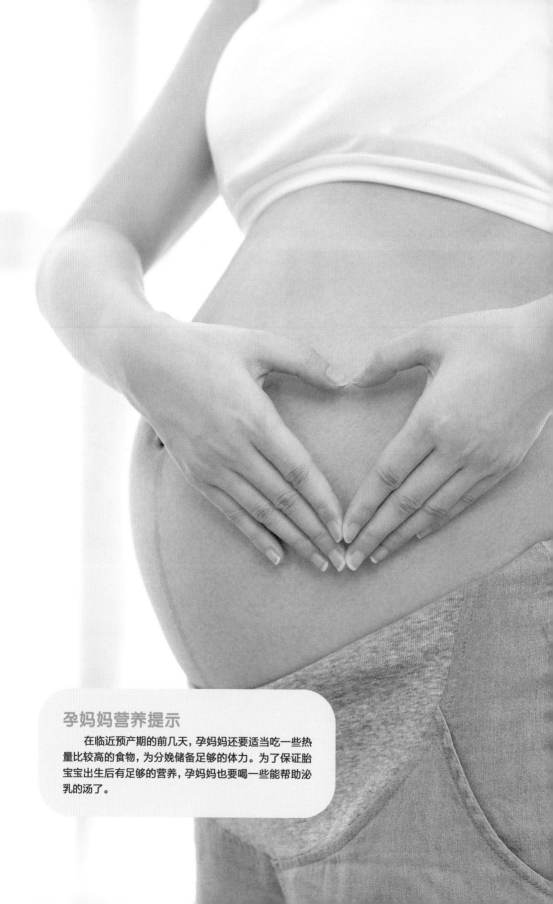

### 孕妈妈营养提示

在临近预产期的前几天，孕妈妈还要适当吃一些热量比较高的食物，为分娩储备足够的体力。为了保证胎宝宝出生后有足够的营养，孕妈妈也要喝一些能帮助泌乳的汤了。

# 孕 10 月（第 37~40 周）

## 胎宝宝成长发育

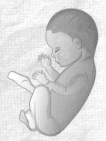 第 37 周

胎宝宝体重大约 3 千克，已经是足月儿了，但胎宝宝的免疫系统还在继续发育。

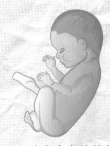 第 38 周

胎宝宝身体的各个部分还在继续完善中，之前覆盖在身上的胎脂和身上纤细的绒毛逐渐脱落，皮肤变得光滑。

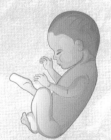 第 39 周

本周胎宝宝所有的器官都已经发育成熟，但真正的呼吸要在胎宝宝出生后才能建立。胎头基本固定在骨盆中了。

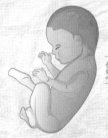 第 40 周

本周胎宝宝随时都有可能出生，不过只有 5% 的胎宝宝能准时在预产期出生，提前或延迟几天或一周都是正常的。

胎宝宝现在已经足月，皮肤红润，体形丰满，指甲已经超过指端，额端的发际清晰，胎头开始或者已经进入孕妈妈的骨盆入口或骨盆中。与上个月相比，宫内活动的次数减少，胎宝宝已经做好了离开子宫的准备。

# 孕 10 月关键营养素

**第37周**
**第 253**
**254 天**

孕 10 月，孕妈妈要为即将到来的分娩"加油"。适当补充维生素 $B_1$，有助于分娩；还要有意识地摄取富含硒的食物，为新生儿储备相应的硒。

## 维生素 $B_1$

维生素 $B_1$ 的作用主要是避免产程延长和分娩困难。最后 1 个月里，孕妈妈必须补充足够的铁、钙、水溶性维生素，尤其以维生素 $B_1$ 最为重要。如果维生素 $B_1$ 摄入不足，易引起孕妈妈呕吐、倦怠、体乏，还可影响分娩时子宫收缩，使产程延长，分娩困难。

**食物来源** 豆类、糙米、小米、牛奶、动物肝脏等

**推荐食谱** 小米面发糕/p183、胡萝卜小米粥/p183

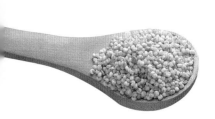

## 硒

硒是维持人体正常功能的重要微量元素之一，是天然的解毒剂，可以帮助清除人体内的自由基，降低血压，消除水肿，改善血管状况，还能提高孕妈妈的免疫力、改善视力。

孕妈妈缺硒，容易发生早产，严重缺乏时可导致胎宝宝畸形。由于人体对硒的需求量并不多，所以孕妈妈只需通过饮食摄取，每日只需补充 50 微克硒即可。

**食物来源** 动物肝脏、鲜贝、海参、鱿鱼、龙虾、猪肉（瘦）、牛羊肉（瘦）、芝麻、蒜、蘑菇、小麦、玉米、大麦、洋葱、西蓝花、紫甘蓝、核桃等

**推荐食谱** 豆芽排骨汤/p137、罗宋汤/p165

**准爸爸这样做**

临产前，孕妈妈通常比较紧张，会有不想吃东西或吃得不多的现象，所以准爸爸要多准备高蛋白、半流质、新鲜且美味的食物。鸡蛋、牛奶、瘦肉、鱼虾和黄豆是不错的选择。

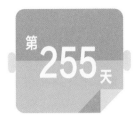

# 有助于优生的食物

## 第 255 天

孕晚期，胎宝宝体重增加很快，需要在体内储存一定量的营养物质，为出生后的生活做好准备。所以，孕妈妈在此期间饮食要更丰富，质量要更好。

### 变白、变高、变聪明的食物

孕妈妈可多吃核桃、葵花子、黑芝麻、花生等食物，这类食物富含不饱和脂肪酸和锌，可促进胎宝宝大脑的生长发育。此外，为防止孕妈妈和新生儿发生贫血，孕妈妈在这段时间要多吃含铁、维生素 $B_{12}$、叶酸丰富的食物，如肝脏、蛋黄、木耳、紫菜、海带、豆制品、青菜等。孕妈妈还可多吃牛奶、水果、核桃等，能使新生儿皮肤细腻白嫩。

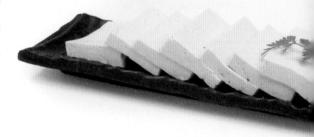

豆制品有益，但过量食用会影响人体对铁的吸收。

# 补充碳水化合物，为分娩加油

## 第 256 天

预产期的前几天，可适当吃一些热量比较高的食物，为分娩储备足够的体力。分娩当天应该选择能够快速吸收、消化的高糖或淀粉类食物，以快速补充体力。

### 均衡营养，储备能量

进入孕期最后的加油阶段，孕妈妈胃部不适有所缓解，食欲也有所增加，这个时候应该在合理范围内摄入脂肪和碳水化合物，一方面为分娩储备能量，一方面防止胎宝宝过大，影响分娩。为达到这一目的，孕妈妈最好选择少食多餐，保证食物的消化吸收及全面的营养。

孕妈妈进入增重最快的时期

| 22 | 23 | 24 | 25 | 26 | 27 | 28 | 29 | 30 | 31 | 32 | 33 | 34 | 35 | 36 | 37 | 38 | 39 | 40 |
|----|----|----|----|----|----|----|----|----|----|----|----|----|----|----|----|----|----|----|
| 孕6月 | | | 孕7月 | | | | 孕8月 | | | | 孕9月 | | | | 孕10月 | | | |

# 吃得精、吃得好是关键

**孕妈妈可能有"吃得多劲头足"的想法。不过，人体的吸收能力是有限的，吃得多未必都能转化成为能量，还会给产后的体形恢复增加困难。**

## 不求多，只保质

临近预产期这段时间里的饮食，最重要的是注意清洁卫生，以保证身体健康，血气充足，其次要清淡而富于营养，讲究质量。

1. 应注意多吃优质蛋白质，比如鱼、虾类，可以在日常饮食里增加瘦肉类和黄豆类食物。

2. 忌吃辛辣、油腻的食物，给自己和胎宝宝提供洁净的体内环境，有利于营养吸收。

3. 要多吃新鲜蔬菜和水果，保证摄入充足的维生素，尤其是维生素 $B_1$，缺乏维生素 $B_1$，会导致分娩时子宫收缩乏力，延缓产程。

4. 除正餐外，添加零食和夜宵。零食可以选择牛奶、饼干、核桃仁、水果等食物；夜宵应选择容易消化的食物，比如蛋羹、牛奶、粥、点心等。

5. 忌食过咸、过甜或油腻的食物。过咸的食物可引起或加重水肿，过甜或过于油腻的食物可致肥胖。孕妈妈吃的菜中一定要少盐，并且注意限制摄入含盐分较多的食物。

6. 忌食刺激性的食物，如浓茶、咖啡、酒及辛辣调味品等。

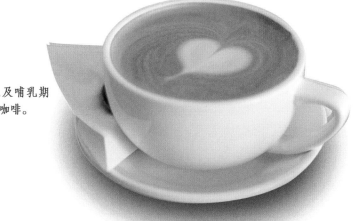

整个孕期以及哺乳期都尽量不喝咖啡。

| 1 | 2 | 3 | 4 | 5 | 6 | 7 | 8 | 9 | 10 | 11 | 12 | 13 | 14 | 15 | 16 | 17 | 18 | 19 |
|---|---|---|---|---|---|---|---|---|----|----|----|----|----|----|----|----|----|----|
| | 孕1月 | | | | 孕2月 | | | | 孕3月 | | | | 孕4月 | | | | 孕5月 | |

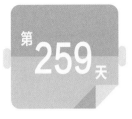

## 产前加满能量的食谱

第 **259** 天

分娩是体力活，只有碳水化合物才能提供最直接的热量，因此临产前含碳水化合物的食物少不了。

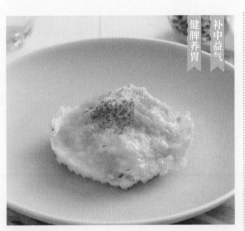

补中益气

健脾养胃

### 板栗糕

**原料：** 板栗 200 克，面粉、白糖、桂花各适量。

**做法：**

1. 板栗煮熟后，剥去外皮，取肉。

2. 将煮透的板栗捣成泥，加入面粉、水、白糖、桂花，搓成饼状，再擀成长方形的板栗片。

3. 上锅蒸 10 分钟。

4. 在板栗片表面上撒上一层桂花，压平，切成块，码盘中即可。

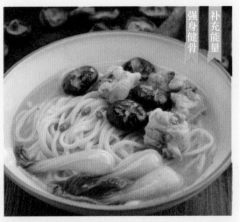

补充能量

强身健骨

### 鸡肉香菇面

**原料：** 面条 150 克，香菇 5 个，鸡肉 100 克，枸杞子、油菜、葱段、姜片、盐、香油、油各适量。

**做法：**

1. 香菇、油菜洗净，焯烫一下，捞出沥干。

2. 锅内清水煮沸，下入面条，煮熟后捞起。

3. 油锅烧热，放入姜片、葱段爆香，下香菇丝、鸡肉继续煸炒，加适量清水煮沸。

4. 最后放入香油提香，加适量盐，浇到煮好的面条上，放上油菜和枸杞子即可。

阴道分泌物增多，注意保持身体清洁

| 22 | 23 | 24 | 25 | 26 | 27 | 28 | 29 | 30 | 31 | 32 | 33 | 34 | 35 | 36 | 37 | 38 | 39 | 40 |
|----|----|----|----|----|----|----|----|----|----|----|----|----|----|----|----|----|----|----|
| 孕6月 | | | 孕7月 | | | | 孕8月 | | | | 孕9月 | | | | | 孕10月 | | |

## 第38周
## 第260
## 261 天

# 养胎促产这样吃

对于即将临盆的孕妈妈来说，要选用对分娩有利的食物和烹饪方法，切忌盲目地大补特补、大鱼大肉。

### 饮食清淡温热

产前孕妈妈的饮食要保证温、热、淡，对于养胎、助胎气和分娩时的促产都有帮助。

### 不吃难消化的食物

临产前，由于宫缩的干扰和睡眠的不足，孕妈妈胃肠道分泌消化液的能力降低，吃进的食物从胃排到肠里的时间由平时的4小时增加到6小时左右。因此，产前最好不要吃难消化的食物，否则会增加胃部的不适。可以多食用一些温热滋补的汤粥，餐后最好散散步，促进肠胃蠕动。

### 不吃太凉的食物

孕期体内燥热，有的孕妈妈喜食冰凉的食物，但是在孕晚期食用过凉的食物，会减少胎盘对胎宝宝的血液供应。胎宝宝对冷刺激十分敏感，会躁动不安。从冰箱拿出来的水果、酸奶等要放一会儿再吃，更不要吃冷饮或喝冰饮料等。

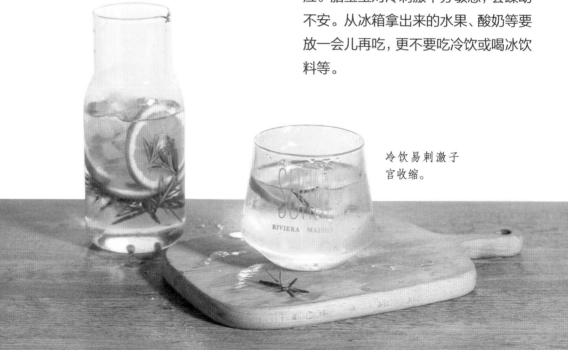

冷饮易刺激子宫收缩。

第 **262** **263** 天

# 适合孕期和坐月子的汤

煲汤既营养又美味,而且大部分汤羹适合孕期食用,同时也特别适合当作月子餐。

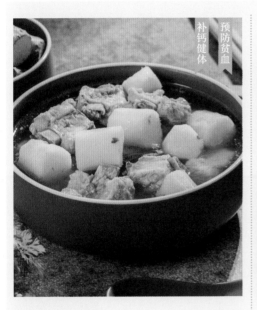

补钙健体 预防贫血

## 山药排骨汤

原料:排骨 200 克,山药 100 克,盐、油各适量。

做法:

1. 排骨洗净,用开水焯去血水,沥干;山药去皮,洗净、切段。

2. 油锅烧热,放入排骨翻炒至八成熟。

3. 锅中加适量水,没过排骨,放入山药,大火煮开后转小火煮至肉软烂。

4. 出锅前放盐调味即可。

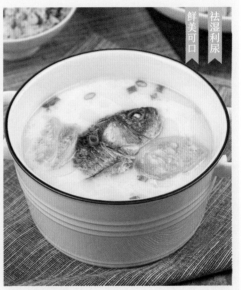

鲜美可口 祛湿利尿

## 鲢鱼丝瓜汤

原料:鲢鱼 1 条,丝瓜 100 克,葱段、姜片、盐、料酒各适量。

做法:

1. 鲢鱼收拾干净,洗净,切段;丝瓜去皮,洗净,切片。

2. 鲢鱼段放入锅中,加料酒、姜片、葱段后,倒入清水,开大火煮沸。

3. 转小火炖 10 分钟,再加入丝瓜片,煮熟后加盐调味即可。

胎宝宝体表的绒毛和大部分胎脂正在逐渐脱落

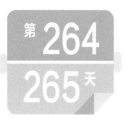

# 食疗对抗轻微贫血

整个孕期都要注重铁元素的补充，到了最后一个月，很可能出现胎宝宝与孕妈妈抢夺铁元素，导致孕妈妈轻微贫血的现象，可以采取食疗的办法预防贫血。

## 多吃富含铁的食物

多吃瘦肉、家禽、动物肝及血、蛋类等富含铁的食物。豆制品含铁量也较多，肠道的吸收率也较高，可酌情摄取。

## 多吃有助于铁吸收的食物

水果和蔬菜不仅能够补铁，所含的维生素 C 还可以促进铁在肠道的吸收。因此，在吃富含铁的食物时，最好同时吃一些水果和蔬菜。

## 做菜多用铁炊具烹调

做菜时尽量使用铁锅、铁铲，这些传统的炊具在烹制食物时会有少许铁离子溶解于食物中，形成可溶性铁盐，容易让肠道吸收铁。

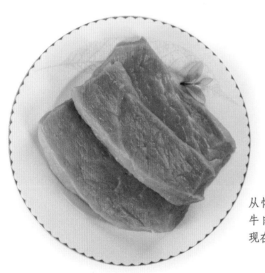

从怀孕到坐月子，牛肉可以一直出现在餐单里。

**准爸爸这样做**

孕妈妈补铁的同时，准爸爸要给她多吃富含维生素 C 的食物，有助于身体对铁剂的吸收。如果孕妈妈需要饮用铁剂，准爸爸给她准备好吸管，避免铁剂令牙齿变黑。

| 1 | 2 | 3 | 4 | 5 | 6 | 7 | 8 | 9 | 10 | 11 | 12 | 13 | 14 | 15 | 16 | 17 | 18 | 19 |
|---|---|---|---|---|---|---|---|---|----|----|----|----|----|----|----|----|----|----|
| 孕1月 | | | | 孕2月 | | | | 孕3月 | | | | 孕4月 | | | | 孕5月 | | |

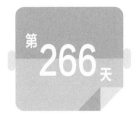

第 266 天

# 富含维生素 $B_1$ 的小米

小米中含量最高的营养物质是碳水化合物，此外还含有胡萝卜素、维生素等，其中维生素 $B_1$ 的含量很高，有助于避免产程延长、分娩困难。

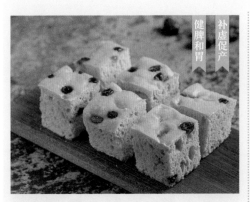

补虚促产 健脾和胃

## 小米面发糕

原料：小米面 200 克，面粉 50 克，红枣 50 克，鲜酵母各适量。

做法：

1. 红枣洗净、去核，切碎。

2. 面粉加鲜酵母、适量温水和成稀面糊，静置发酵。

3. 面发好后，加入小米面和红枣碎，和成软面团，静置 20 分钟后，将面团分成三等份。

4. 蒸锅内加水烧沸，先放入面团，用手蘸清水轻轻拍平。

5. 出锅后放凉，切成块即可。

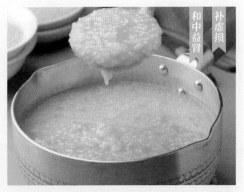

补虚损 和中益肾

## 胡萝卜小米粥

原料：胡萝卜、小米各 50 克。

做法：

1. 胡萝卜洗净，切成小块；小米用清水清净。

2. 将胡萝卜和小米放入锅中，加入清水，大火烧开，转小火慢熬至小米开花、胡萝卜软烂。

小家伙丝毫没有放慢"长肉肉"的节奏

第39周

# 过期妊娠，催生食物来帮忙

有的孕妈妈认为胎宝宝在肚子里多待一些时间发育得好，其实这是错误的。过期妊娠易致胎宝宝缺氧，对胎宝宝大脑及生命都有危害。

## 过期妊娠不利于母子健康

只有很小一部分的孕妈妈是正好在预产期当天自然分娩的，大部分孕妈妈在预产期前后5天内分娩。

在预产期前后2周内分娩，都属正常，但要是推迟2周后还未生产，就属于临床上的过期妊娠。此时孕妈妈的胎盘出现老化，胎宝宝无法继续生长，而且严重时胎宝宝容易缺氧而窒息。

## 催生助产食物

当妊娠过期时，孕妈妈吃些催生助产的食物再合适不过了。空心菜、紫苋菜、豆腐皮等食物性寒，有清热、活血、滑胎、利窍的作用。在临产时食用，能起到催生助产的作用。

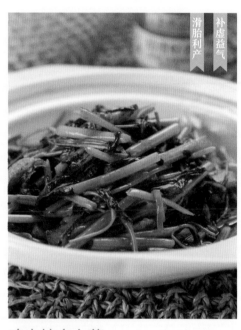

滑胎利产 补虚益气

**鸡肉炒空心菜**

**原料：**空心菜150克，鸡胸肉50克，蚝油、盐、油各适量。

**做法：**

1. 空心菜去老根，洗净，切段；鸡胸肉切条。

2. 锅中倒油烧热，放入鸡肉条快速翻炒至变色，调入少许蚝油翻炒均匀。放入空心菜段，炒至变软，调入盐即可。

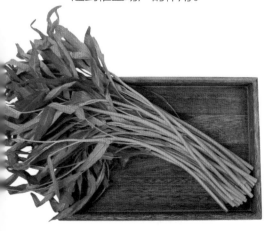

# 临产前不宜暴饮暴食

分娩时需要消耗很多能量，有些孕妈妈就暴饮暴食，过量补充营养，为分娩做体能准备，这是不科学的做法，正确的做法是吃得少而精。

## 暴饮暴食不利于营养吸收

不加节制地摄取高营养、高热量的食物，会加重肠胃的负担，造成腹胀；还会使胎宝宝过大，在生产时往往造成难产、产伤。

孕妈妈产前可以吃一些少而精的食物，诸如鸡蛋、牛奶、瘦肉、鱼虾和豆制品等，防止胃肠道充盈过度或胀气，以便顺利分娩。

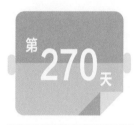

# 远离辛辣食物

孕晚期，孕妈妈的饮食应以清淡为主，不宜吃辛辣食物，否则会给身体带来多种不适。

## 辛辣食物加重气血损耗

大多数的辛辣食物容易伤津、耗气、损血，加重气血虚弱，不利于分娩的顺利进行。此外，吃辛辣食物容易导致便秘，对孕妈妈身体不利。

## 辛辣食物易引发腹痛腹泻

辛辣食物对胃肠刺激大，尤其在孕晚期胃肠功能较弱时，更容易引发腹痛腹泻，严重腹泻可能引发胎宝宝躁动不安，甚至早产。

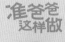

**准爸爸这样做**

孕妈妈面临生产，情绪可能受到影响，进而影响食欲。但此时准爸爸也不能放任孕妈妈吃一些辛辣刺激、重口味的食物，可以用酸味来提升孕妈妈的胃口，给她准备果醋也可以。

胎宝宝肠道内有墨绿色的胎便，出生以后就会排出

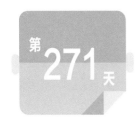

## 第271天

# 适当喝蜂蜜水，缓解便秘

临产前的孕妈妈要为生产做准备，可以适当喝些蜂蜜水，在分娩的时候补充能量和体力，帮助生产，还能有效缓解便秘。

### 蜂蜜水宜浓宜温不宜凉

蜂蜜的成分 80% 以上是糖，是一种高热量食物，对于顺产的孕妈妈来说，产前适量饮用蜂蜜水有一定的助产作用。

孕妈妈在待产时，可以准备一些温开水，加入的蜂蜜越浓越好，调制成浓稠的热蜂蜜水，在孕妈妈阵痛开始、破水开两指之后饮用，这对于自然生产的孕妈妈来说，是很有效的助产饮品。

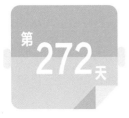

## 第272天

# 吃点木瓜，催奶促消化

木瓜中富含木瓜酶，催奶效果显著，可以预防产后少奶，对于孕妈妈的乳房发育也很有好处。临产前，孕妈妈可多摄入一些木瓜。

### 木瓜通乳、促消化

木瓜中含有一种酶，能消化蛋白质，有利于人体对肉食的消化和吸收，降低胃肠的负担。而且木瓜酵素催奶的效果显著，是临产前的不可错过良好食材。

孕妈妈可以将木瓜当水果吃，可以与其他水果榨汁一起喝，还可以搭配其他食材做成催乳的菜肴。

木瓜和牛奶、椰汁、鲫鱼一起煮汤，既美味又营养。

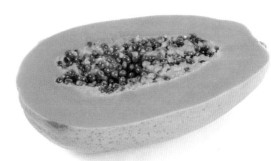

| 1 | 2 | 3 | 4 | 5 | 6 | 7 | 8 | 9 | 10 | 11 | 12 | 13 | 14 | 15 | 16 | 17 | 18 | 1 |
|---|---|---|---|---|---|---|---|---|----|----|----|----|----|----|----|----|----|---|
| | 孕1月 | | | | 孕2月 | | | | 孕3月 | | | | 孕4月 | | | | 孕5月 | |

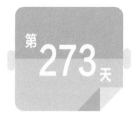

第 **273** 天

# 预防产后少乳的食谱

木瓜可以说是促进乳汁分泌的首选食物。生着吃甜美可口、提升食欲，与其他食材煲汤更是营养丰富，味道鲜美。

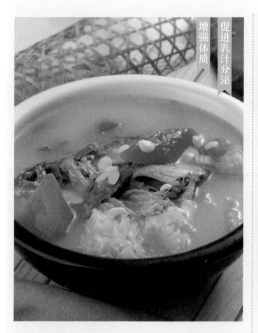

增强体质

促进乳汁分泌

## 木瓜鱼汤

**原料：** 木瓜 1 个，草鱼 1 条，银耳 10 克，杏仁、姜片、盐各适量。

**做法：**

1. 将木瓜洗净，去子、去皮，切块；银耳泡发、洗净。草鱼收拾干净，切成块。

2. 锅内加水烧开后，将除盐外的所有原料放入，用小火炖 30 分钟，加盐调味即可。

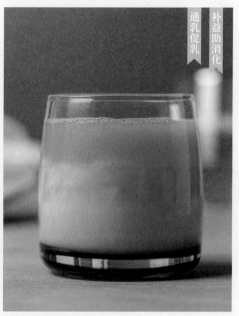

通乳促乳

补益助消化

## 木瓜牛奶汁

**原料：** 木瓜、橙子各半个，香蕉 1 根，牛奶适量。

**做法：**

1. 木瓜去子，挖出果肉；香蕉去皮；橙子去皮、去子。

2. 将准备好的所有水果一起放入料理机内，加入牛奶，搅打均匀即可。

*孕妈妈耻骨处有压迫感、重坠感*

| 2 | 23 | 24 | 25 | 26 | 27 | 28 | 29 | 30 | 31 | 32 | 33 | 34 | 35 | 36 | 37 | 38 | 39 | 40 |
|---|----|----|----|----|----|----|----|----|----|----|----|----|----|----|----|----|----|----|

孕6月 　　　　孕7月 　　　　孕8月 　　　　孕9月 　　　　孕10月

## 第40周

**第274**

**275天**

# "助产大力士"巧克力

孕妈妈在产前吃巧克力可以缓解紧张。整个分娩过程一般要经历 12~18 小时,这么长的时间需要消耗很大能量,准备一些优质巧克力,可随时补充能量。

### 富含碳水化合物

巧克力含大量的优质碳水化合物,而且能在短时间内被人体消化、吸收和利用,产生大量的热量,供人体消耗,这恰好能满足孕妈妈分娩时的能量需要。

### 食用方便易携带

巧克力体积小,热量大,而且香甜可口,吃起来很方便。和巧克力相比,一般的主食体积大且吸收相对较慢,食用起来也较麻烦。因此,给孕妈妈选择供能食物,自然是首选巧克力了。孕妈妈只需要在临产前吃上几块巧克力,就能在分娩过程中拥有充足的能量。

巧克力除了能补充能量外,含有的化学成分还可改善心情,是不可多得的优质助产食物。

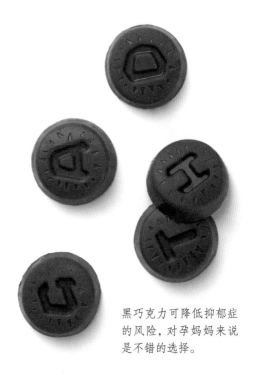

黑巧克力可降低抑郁症的风险,对孕妈妈来说是不错的选择。

**准爸爸这样做**

准爸爸为孕妈妈准备助产食品时,如果孕妈妈没有妊娠期糖尿病,也可以适量准备一些小甜食,还可以准备一些功能性饮料,以便孕妈妈上了产床之后补充体力和热量。

| 1 | 2 | 3 | 4 | 5 | 6 | 7 | 8 | 9 | 10 | 11 | 12 | 13 | 14 | 15 | 16 | 17 | 18 | 19 |
|---|---|---|---|---|---|---|---|---|---|---|---|---|---|---|---|---|---|---|
| 孕1月 | | | | 孕2月 | | | | 孕3月 | | | | 孕4月 | | | | 孕5月 | | |

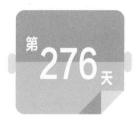

## 顺产前要吃饱吃好

**第276天**

生产是件很耗体力的事情,因此越接近预产期,孕妈妈越要坚持均衡且规律的饮食。

### 吃些易消化的食物

如果无高危妊娠因素,准备自然分娩,建议孕妈妈在分娩前准备些易消化吸收、少渣、可口味鲜的食物,如面条鸡蛋汤、面条排骨汤、牛奶、酸奶、巧克力等食物,吃饱吃好,为分娩准备足够的能量。否则吃不好、睡不好,紧张焦虑,容易导致疲劳,将可能引起宫缩乏力、难产、产后出血等危险情况。

### 吃些利窍滑胎的食物

滑胎食物有助于顺产,比如冬葵叶、苋菜、马齿苋、蜂蜜等。中医认为,利窍滑胎的食物对于促进分娩、缩短产程、减少分娩疼痛都能起到一定的作用。

### 喝点功能饮料

顺产的孕妈妈可以事前准备好功能饮料,顺产的过程是个费时又费力的过程,功能饮料可以在途中及时补充消耗掉的一部分体能和水分。尽量选择上了产床后再喝,以免腹部胀气难受。

## 剖宫产前要禁食

**第277天**

如果是有计划实施剖宫产,手术前要做一系列检查,以确定孕妈妈和胎宝宝的健康状况。

### 剖宫产前一天晚上禁食

手术前一天,晚餐要清淡,午夜12点以后不要吃东西,以保证肠道清洁,减少术中感染。手术前6小时不要喝水,以免麻醉后呕吐,引起误吸。手术前注意保持身体健康,避免患上呼吸道感染等发热的疾病。

宝宝随时会与妈妈见面

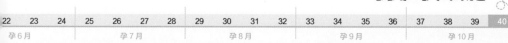

## 第 278 279 天

# 顺产当天怎么吃

**分娩当天吃的食物，应该选择能够快速消化、吸收的高糖或淀粉类食物，以快速补充体力。不宜吃油腻、蛋白质过多和需花太久时间消化的食物。**

### 第一产程的饮食

第一产程中并不需要孕妈妈用力，所以此时的孕妈妈尽可能多吃些东西，以备在第二产程时有力气分娩。所吃的食物应该以碳水化合物含量丰富的食物为主，因为这类食物在体内供能速度快，在胃中停留时间比蛋白质和脂肪短，不会在宫缩紧张时引起胃肠不适或恶心、呕吐。

### 第二产程的饮食

第二产程，孕妈妈可适当喝点果汁，以补充因出汗而流失的水分。由于

第二产程需要孕妈妈不断用力，孕妈妈应进食高能量、易消化的食物，如牛奶、巧克力等。如果实在无法进食，也可通过输入葡萄糖、维生素来补充能量。

### 第三产程后的饮食

宝宝娩出后进入第三产程。医生会按压产妇腹部，刺激子宫收缩，加快胎盘剥脱，完整娩出。分娩后的孕妈妈应该选择能够快速消化、吸收的碳水化合物或淀粉类食物，如小米稀饭、玉米粥、全麦面包等，以快速补充体力。

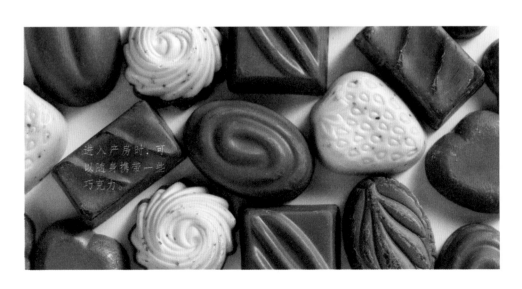

进入产房时，可以随身携带一些巧克力。

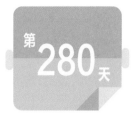

# 第280天

# 分娩当天的食谱推荐

自然分娩当天是孕妈妈储备能量的关键时刻，营养易吸收和具有利窍促产功效的饮食是首选。

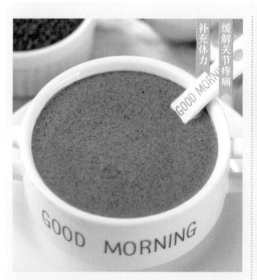

补充体力 缓解关节疼痛

## 黄芪芝麻糊

原料：大米40克，黑芝麻30克，黄芪15克。

做法：

1. 将黄芪煎取汁液，去渣。

2. 大米洗净，浸泡2小时；黑芝麻淘洗干净。

3. 将大米、黑芝麻、黄芪汁放入有米糊功能的豆浆机中，打成米糊即可。

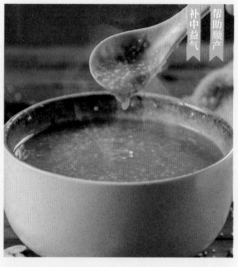

补中益气 帮助顺产

## 红糖小米粥

原料：小米50克，枸杞子、红糖各适量。

做法：

1. 小米洗净，加适量水，煮至米粒软烂。

2. 加入红糖和枸杞子，继续炖煮5分钟即可食用。

妈妈辛苦了，宝宝也在努力

## 图书在版编目（CIP）数据

孕产营养顾问何其勤：孕期营养一天一读 / 何其勤主编 . – 北京：
中国轻工业出版社 , 2021.1

ISBN 978-7-5184-3237-0

Ⅰ . ① 孕… Ⅱ . ① 何… Ⅲ . ① 孕妇 － 营养卫生 － 基本知识
Ⅳ . ① R153.1

中国版本图书馆 CIP 数据核字 (2020) 第 199840 号

责任编辑：高惠京　　　　　责任终审：李建华　　　　　版式设计：奥视读乐
责任校对：晋　洁　　　　　责任监印：张京华

出版发行：中国轻工业出版社（北京东长安街 6 号，邮编：100740）
印　　刷：北京博海升彩色印刷有限公司
经　　销：各地新华书店
版　　次：2021 年 1 月第 1 版第 1 次印刷
开　　本：710×1000　1/16　印张：12
字　　数：200 千字
书　　号：ISBN 978-7-5184-3237-0　定价：49.80 元
邮购电话：010-65241695
发行电话：010-85119835　传真：85113293
网　　址：http://www.chlip.com.cn
Email：club@chlip.com.cn
如发现图书残缺请与我社邮购联系调换
200407S3X101ZBW